黃帝內經 家庭調理祕笈

每天都用得上的生活中醫&日常保健療法

藥膳食療×穴道按摩×實用小偏方

晶冠編輯部——編著

序：《黃帝內經》送您全家福祿壽

福、祿、壽三星，數千年來一直是黎民百姓心目中最喜愛的神仙。

其中，福——寓意五福臨門，

祿——寓意高官厚祿，

壽——寓意長命百歲。

試想，如果有一天，福祿壽三星護佑您全家，將會是何等的喜悅！

您或許覺得，那不過是一種奢望，其實非也。請捫心自問：

如果身體健康且心靈安寧，恬淡樸實且一生知足，生性善良且寬厚仁德，預知疾患且未病先防，命不夭折且福壽綿長。做到這些，不就是五福臨門了嗎？

如果精力充沛，頭腦清醒，通融世事，妻賢子孝，全家平安……擁有這些，您不算是事業有成、仕途發達嗎？

當你血氣十足，形體不衰，精神矍鑠，事事無憂，保養有道……做到這些，算是頤養天年、長命百歲了吧！

我們要如何才能夠得到福、祿、壽的惠澤呢？方法其實很簡單，只要以虔誠與謹慎的態度去揣摩聖人的智慧，按照聖人的指點去探尋我們的身體及靈魂之奧祕，然後重整人生、完善生命。

不要以為這很難，也不要以為這無處可尋，因為，被尊為醫家之宗的《黃帝內經》，已經為我們奉上所有想要的答案。

《黃帝內經》是中醫學寶庫現存最早的一部醫學典籍，分為《素問》和《靈樞》兩部分，全書共一百六十二篇，其中有四十多篇內容是關於養生方面。《黃帝內經》以生命為中心，記載了天文學、曆算學、生物學、地理學、人類學、心理學，並運用樸實的唯物論和辯證法思想，對人體的解剖、生理、病理以及疾病的診斷、治療與預防，做了全面的闡述，從而確立中醫學獨特的理論體系，成為中醫藥學發展的理論基礎。

縱覽全書，《黃帝內經》陳述老百姓耳熟能詳的事物：東南西北、春夏秋冬、男女老幼……其內容從不用大概念來壓人，而是發掘生活點滴來映照我們的心靈，這與其說是一本經典的智慧之書，倒不如說是值得我們世世代代反覆去閱讀的生活之書。

今天，如何解釋現代人那麼容易生病？如何讓身體陰陽平衡、血氣十足？如何遵循五行生剋，養好五臟六腑？如何運用經絡穴位，消匿百病？如何古方今用，找到祛病百試百靈的訣竅？如何未病先防，享受一輩子美好生活？

當我們用盡蠻力，試圖去探究這些本以為藏在深處的養生之道時，《黃帝內經》讓我們知道，真理原來都是從我們身體裡油然而生。

然而，《黃帝內經》為幾千年前的經典巨作，其文字深奧、難以理解，且當今的生活背景早已發生翻天覆地的變化。如何將其古為今用，給現代的我們帶來福音，為此，我們編寫《黃帝內經家庭調理祕笈》。

本書從家庭成員的健康出發，在廣搜博納、用心斟酌後，將《黃帝內經》中貼近生活、與健康息息相關，而且實用有效的養生良方，系統性呈現給您。在此，我們也特別提醒您，書中所提到的針灸與推拿、按摩方式最好在專業醫師的指導下進行；涉及中藥的藥膳部分最好遵照醫囑服食，以根據自己的實際情況達到最佳養生效果。誠摯希望透過本書，您能在茶餘飯後之間，帶領家人輕鬆掌握保健之道！

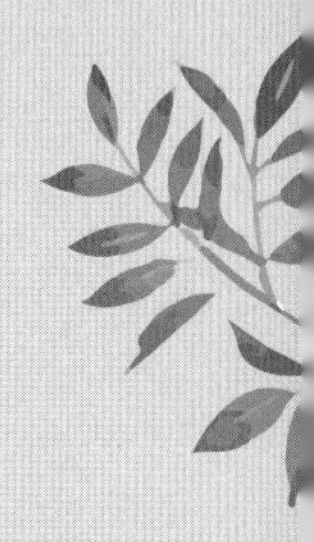

目錄

第一篇　《黃帝內經》是家庭最好的藥師佛

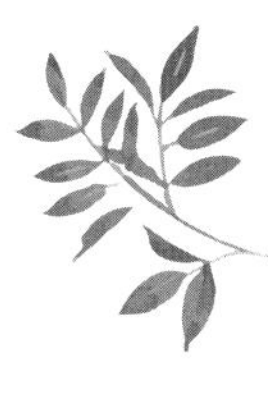

中華五千年的歷史，炎黃子孫經歷了無數的戰爭、災難、瘟疫，為什麼始終沒有滅亡？在西醫尚未出現的時候，人們依舊能夠看病治病，繁衍生息……這一切的一切，我們不妨從《黃帝內經》說起，擁有這部寶典，悟懂了這部寶典，我們便多了一位福佑家人的「藥師佛」。

第一章　從《黃帝內經》開始走近中醫

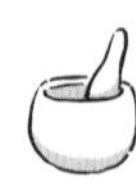

《黃帝內經》是亙古流傳的中國經典養生奇書

《黃帝內經》不僅是唯一一部以聖王命名的書，也是中國醫學寶庫中現存成書最早的一部醫學典籍。它以生命為中心，記載了天文學、曆算學、生物學、地理學、人類學、心理學，並運用樸實的唯物論和辨證法思想，對人體的解剖、生理、病理以及疾病的診斷、治療與預防，做了全面性的闡述，確立了中醫學獨特的理論體系，成為中醫藥學發展的理論基礎，為人類健康作出極大的貢獻。

《黃帝內經》分為《素問》和《靈樞》兩部分。「素」就是素質，一個人本來的體質，也就是生命的本質。「靈」是神靈，「樞」是樞紐、關鍵，靈樞的意思就是神靈的關鍵，生命的樞紐。《黃帝內經》分為一百六十二篇，《素問》、《靈樞》各占八十一篇，古代以陽數為王，而九為陽數之最，「九九八十一」，八十一即代表最大的陽數，也是最大的「王」。

為什麼叫「內經」，而不稱為「外經」呢？有人說內經就是論述內科，講內在人體規律，其實《黃帝內經》是一部講「內求」的書，要使人健康長壽，它主張的不是求醫問藥，而是要往裡求、內煉，透過調整氣血、經絡、臟腑來達到健康，達到長壽。

根據一些專家考證，《黃帝內經》成書於戰國時期。此時期正逢文化發展的高峰期（西元前五百年左右），各民族許多不朽的經典著作大多在這時期形成。有些人認為《黃帝內經》大部分篇章形成於戰國時期，但最後彙編成書是在西漢，有的篇章甚至還要更遲一些。儘管成書年代存在某些爭議，但《黃帝內經》作為傳統醫學的理論思想基礎及精髓，它的醫學主導作用及貢獻功不可沒，也奠定了中國養生學的理論基礎。

此外，講到《黃帝內經》，不得不提與之相媲美的古醫籍——《難經》。其原名《黃帝八十一難經》，其中，「難」是「問難」的意思；而「經」就是指《黃帝內經》，也就是問難《黃帝內經》。《難經》的內容亦包括生理、病理、診斷、治療等各方面，補充了《黃帝內經》的不足。所以，想徹底悟透《黃帝內經》，也不可忽略《難經》。

《內經》知多少——

《黃帝內經》究竟是不是黃帝寫的呢？

到目前為止，大部分研究《黃帝內經》的學者都認為，這本書跟黃帝本人沒有什麼關係，只是後人假託黃帝之名而已。也有一些學者堅持認為，《黃帝內經》就是一本黃帝為了生命科學，請教醫學老師的對話記錄。客觀來講，如果說《黃帝內經》與黃帝一點關係也沒有，顯然是不夠準確的。我們只能說，《黃帝內經》是後人將自黃帝開始一代一代流傳下來的有關生命的思想彙整而來的一本書。

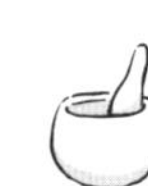

《黃帝內經》是老百姓的保健養生書

人們普遍認為，《黃帝內經》是研究人的生理學、病理學、診斷學、治療原則和藥物學的醫學巨作，是醫書。可事實上，它並不像西醫書籍那樣講資料，談病理以及普通人看不懂的指稱。《黃帝內經》是老百姓的書，是老百姓保健養生真正需要的生活用書！

《黃帝內經》不僅涉及醫學知識，還涉及一種文化。它所說的大多來源於對天地自然的感悟，講求順應自然，認為人體與大自然應該要做到天人合一。還學習《黃帝內經》，可以讓我們深刻領悟到世界上存在的各種事物和現象。還可以讓我們向內去觀察自身，培養我們向內看的能力。中醫道理玄妙高深，能透過人體的外在表現來了解人體內部的運行狀況，這種能力非常難培養，這也是《黃帝內經》在國學經典最寂寞的一項。

西方哲學追求的是認識自己，可中醫則是講求「天人合一」，就是外面這個天和人之間，大宇宙和小宇宙的和諧，人與自然的和諧程度越高就越接近至善。「取象思維」的運用，更是《黃帝內經》的智慧所在。什麼是「取象思維」？就是用譬喻的方式來說明，例如，「心為君主之官，神明出焉」利用比喻法，把心的重要性說得很具體，讓人容易明白。《黃帝內經》在描述一個概念、一種器官的時候，不像西醫那般直接解釋某某是什麼，某某疾病是局部哪個問題所導致，將問題不斷切割，深入分析；而是多用譬喻方式，以整體觀來認識人體的疾病，透過挖掘生活的點滴來映照人們的心靈。

所以，《黃帝內經》是一部值得我們反覆揣摩閱讀的保健養生書。

《內經》知多少——

在古代的經典著作中，有一個很有趣的現象，就是它們大部分都是採用對話體。如，古希臘蘇格拉底與柏拉圖的《對話錄》，還有中國孔夫子和弟子們的對話集——《論語》等，當然《黃帝內經》也不例外。它基本上就是採用對話的形式，記錄黃帝與岐伯、伯高、雷公等大臣的對話，以與岐伯的對話為主，基本上採取黃帝問、岐伯答的形式，所以《黃帝內經》又叫「岐黃之書」。同時，因為它是中醫的開創性著作，所以又把中醫稱為「岐黃之術」。

五臟——五行系統表

五臟	心	肝	脾	肺	腎
五時	夏	春	長夏	秋	冬
五腑	小腸	膽	胃	大腸	膀胱
五體	脈	筋	肌	皮	骨
五竅	舌	目	口	鼻	耳

悟透《黃帝內經》，保養自己的靈體

在古人眼裡，身體就是天下，就是國家，是從事一切生命活動的根本。中國人常講「修身、齊家、治國、平天下」，說明修身乃一切之本。

《黃帝內經》認為，生命是自然的存在，人體本身就有一個和諧機制，不需要人為的強制和主觀意願。《黃帝內經》最了不起的就是從整個天地宇宙中把握了生命的功能和節律，按照天地自然的規律把生命功能分為五大類，然後按照這五大類把相應的組織器官結合在一起，即建立了以五臟為核心的人體動態模型。

從某種程度上而言，人體本身便是最完美、和諧，同時也具有最好的功能，人體原本就配備著最精密的功能，例如自我治療甚至組織再生的功能。就像使用電腦一樣，如果按照使用手冊操作，電腦不太容易出現故障。同樣的，人體具備了許多功能，如果能依照人體所設定配備的條件來生活，讓人體原先具備的各種能力都能發揮，就能確保人體隨時都擁有足夠的能量，許多疾病就都不會發生了。就算生病，人體的自我修復功能，也會像電腦的自我修復程式一樣，有能力自行修復大多數的損傷。

但是，現代人都不好好使用身體，經常熬夜、過食或偏食等，使得自己的身體不能正常運轉，於是故障——導致疾病登門造訪。其實我們的身體是最無為的，只要我們正確使用它，就可以達到百病不侵的良好狀態。

《黃帝內經》即告知人們要關注自己的身體，因為身體是借假修真的載體，是我們要蓄之、養之的精品。

《內經》知多少——

原文：帝曰：藏象如何？岐伯曰：心者，生之本，神之變也，其華在面，其充在血脈，為陽中之太陽，通於夏氣。肺者，氣之本，魄之所處，其華在毛，其充在皮，為陽中之太陰，通於秋氣。腎者，主蟄，封藏之本，精之處也，其華在發，其充在骨，為陰中之少陰，通於冬氣。肝者，罷極之本，魄之居也，其華在爪，其充在筋，以生血氣，其味酸，其色蒼，此為陽中之少陰，通於春氣。脾胃大腸小腸三焦膀胱者，倉廩之本，營之居也，名曰器，能化糟粕，轉味而入出者也，其華在唇四白，其充在肌，其味甘，其色黃，此至陰之類，通於土氣。凡十一藏取決於膽也。

釋義：黃帝問：藏象是什麼？岐伯說：心，是生命的根本，為神所居之處，其榮華表現於面部，其充養的組織在血脈，為陽中的太陽，與夏氣相通。肺是氣的根本，為魄所居之處，其榮華表現在毫毛，其充養的組織在皮膚，是陽中的太陰，與秋氣相通。腎主蟄伏，是封藏經氣的根本，為精所居之處，其榮華表現在頭髮，其充養的組織在骨，為陰中之少陰，與冬氣相通。肝，是罷極之本，為魄色蒼青，為陽中之少陽，與春氣相通。脾、胃、大腸、小腸、三焦、膀胱，是倉廩之本，為營氣所居之處，因其功能像是盛貯食物的器皿，故稱為器，它們能吸收水穀精微，化生為糟粕，管理飲食五味的轉化、吸收和排泄，其榮華在口唇四旁的白肉，其充養的組織在肌肉，其味甘，其色黃，屬於至陰之類，與土氣相通。以上十一臟功能的發揮，都取決於膽氣的升發。

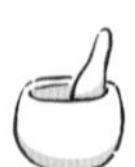

長命百歲，原來一點也不難

「長命百歲」常被做為祝福長壽之詞，充分體現出人們對百歲高齡的嚮往。然而，現實生活中真正活到百歲高齡的人只占少數。那麼，人究竟應該活到多少歲呢？中醫學對此提出了一個形象的概念——「天年」，就是人的天賦壽命、自然壽限。

古代具有高度智慧的人，對於疾病，不著重於治療，而是著重於預防疾病的發生。《黃帝內經》恰恰是提倡這種概念。〈素問・四氣調神大論〉指出：

「聖人不治已病，治未病，不治已亂，治未亂，此之謂也。夫病已成而後藥之，亂已成而後治之，譬猶渴而穿井，鬬而鑄錐，不亦晚乎？」意思是：聖人不會等到生病了再去治療，而是在疾病發生之前就先預防，如同不等到亂事已經發生再去治理，而是在它發生之前就進行治理以防範亂事發生。如果疾病已經發生了再去治療，亂事已經形成再去治理，那就如同臨渴才掘井，戰亂發生了才開始製造兵器，豈不是太晚了嗎？

縱觀《黃帝內經》，整本書很少涉及疾病怎麼治，而是在講一個「道」，就是養生之道，如何讓自己的人體能夠適應大自然，達到人體內部的和諧，以及人體與自然界的和諧。《黃帝內經．素問．上古天真論》將養生調攝方法歸納為「法於陰陽，和於術數，食飲有節，起居有常」，也就是養生應做到：適應周圍環境，避免外邪侵襲；鍛鍊身體，強壯體魄；節制飲食，注意起居；保養精神，保持精氣充足。只有做到這些，才能使精神與形體相互協調，享受天賦的自然壽命。

簡言之，我們只要領悟了《黃帝內經》的內涵，並且真正運用到生活之中，就能達到天人合一，長命百歲。

《內經》知多少——

原文：黃帝曰：人之壽百歲而死，何以致之？岐伯曰：使道隧以長，基牆高以方，通調營衛，三部三里起，骨高肉滿，百歲乃得終。

釋義：黃帝問：有的人壽命可活到百歲而死，具有什麼特徵的人才能達到這樣長壽呢？岐伯說：長壽的人，他的鼻孔和人中深邃而長，面部的骨骼高厚而方正，營氣和衛氣的運行通暢調和，面部的三庭聳起而不平陷，肌肉豐滿，骨骼高起，這種健壯的體徵，是活到百歲的體徵。

第二章　大道至簡，《黃帝內經》告訴你養生精髓

人體的氣，包含了先天之氣和後天之氣

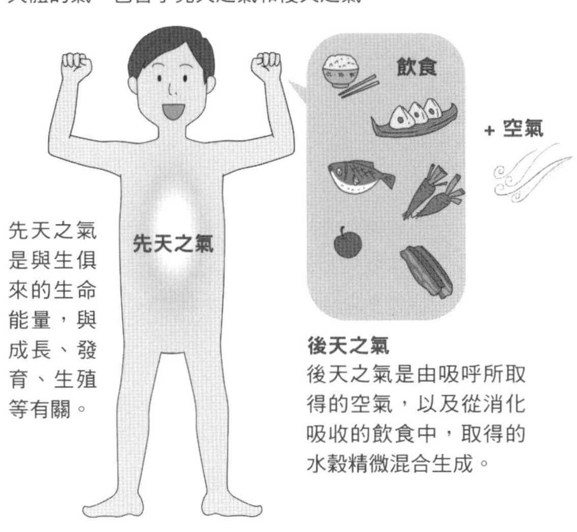

人活著就是一口氣

這裡的「氣」指的是元氣，亦稱「原氣」。中醫有言，「氣聚則生，氣壯則康，氣衰則弱，氣散則亡」。意思是說，元氣充足免疫力就強，就能戰勝疾病；元氣不足或虛弱，就不能產生足夠的抗體或免疫力去戰勝疾病；而元氣耗盡，人就會死亡。

人體的氣主要有兩個來源，一是來源於父母的「氣」，稱為「先天之

人體有抵禦外邪的能力，這種能力就是陽氣

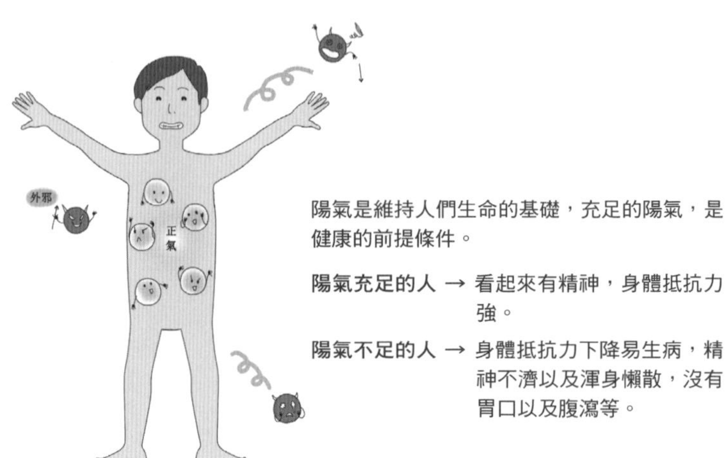

精氣」，又名真氣，原氣、元氣；二是來自自然界的物質，包括空氣、食物及水。來自空氣的稱為「清氣」，來自食物和水的稱為「水穀之精氣」。兩種精氣會用作氣的原料，並透過以下臟腑的加工及轉化而形成人體之氣。

風、火、暑、濕、燥、寒，是自然界六種正常的氣候變化，其太過或不及或急驟變化均會導致人體發生外感性疾病，中醫學把致病的六氣稱為六淫。由於六淫是不正之氣，所以又稱「六邪」。

《黃帝內經》認為：「正氣內存，邪不可干。」當人體處於平和狀態的時候，可以和所有的細菌、病毒和平共存。如果身體狀況變差，那麼細菌、病毒這些邪氣就有可乘之機，會壓過人體內的正氣，那麼人就會生病。一個國家，如果政治、經濟、社會均衡發展、穩定強盛，那麼外敵是無法侵略你的，人體也是這樣，如果身體各方面的系統正常，致病因素是不可能侵犯到人體的。

邪氣可以從人體表肌侵入腠理後發展為各種疾病，有的人形成風邪病，有的形成消渴病[1]，有的形成寒熱病，有的形成痺症[2]，有的形成積聚病[3]。說到這裡，你可能會問：為什麼同時得病的人，有的患這種病，有的患那種病呢？

對此，《黃帝內經》以工人伐木為例進行了很好的闡釋。工人用斧頭砍伐木材，由於木材的陰陽面有堅脆的差別，堅硬的不容易砍，脆弱的容易碎裂，而遇到樹枝有節的部位，甚至還會損傷斧頭。同一棵樹木，每個部分都有堅脆

1　消渴是指以多飲、多食、多尿、形體消瘦，或尿有甜味為特徵的病證。消渴病，在《內經》中稱為「消癉」，并對其病因病機、臨床表現及治則、預後等，都作了闡述。飲食不節、情志失調、房勞傷腎、先天稟賦不足、或過服溫燥藥物等，是消渴病發生的重要因素，而陰津虧損，燥熱內生是消渴病發生的基本病理。

2　外邪侵襲經絡，氣血閉阻不暢，引起關節、肢體等處出現痠、痛、麻、重及屈伸不利等症狀，名為痺證。可包括風濕熱、風濕性關節炎、類風濕性關節炎、纖維組織炎及神經痛等。

3　腹內結塊、伴有脹痛為主要特徵的病證。又稱癖塊、痃癖、痞塊。積證觸之有形，固定不移，痛有定處，病在血分，多為臟病；聚證觸之無形，聚散無常，痛無定處，病在氣分，多為腑病。積聚的發生主要與肝、脾兩臟有關，多因正氣虛虧，臟腑失和，氣滯血瘀，痰濁蘊結腹內所致。由於積證和聚證病因相同，病機相關，故常以二者並稱。

的不同，不同的樹木，彼此的差異就會更大。如果是花葉生長較早的，遇到風霜，就容易凋落；如果是質脆而皮薄的，就容易乾枯；如果皮薄而含水多，遇到長期陰雨，就容易潰爛；如果是剛生長的樹木，遇到狂風容易折斷，樹根就容易動搖，樹葉就會零落。不同的樹木受氣候變化的影響，產生不同的損傷，更何況人呢？所以說，即使有些人患病的原因是相同的，但是所產生的病症卻可能各不相同。

所以，要健康無疾，就要內養正氣，外避邪氣。我們要採取內養和外防兩方面的養護，平時重視精神調養，注意飲食起居，加強身體鍛鍊，避免六淫邪氣的侵襲。

《內經》知多少——

原文：夫自古通天者，生之本，本於陰陽。天地之間，六合之內，其氣九州、九竅、五臟、十二節，皆通乎天氣。其生五，其氣三，數犯此者，則邪氣傷人，此壽命之本也。

釋義：自古以來，都以通於天氣為生命的根本，而這個根本不外天之陰陽。天地之間，六合之內，大如九州之域，小如人的九竅、五臟、十二節，都與天氣相通。天氣衍生五行，陰陽之氣又依盛衰消長而各分為三。如果經常違背陰陽五行的變化規律，那麼邪氣就會傷害人體。因此，適應這個規律是壽命得以延續的根本。

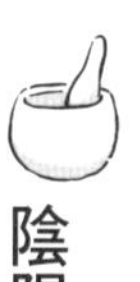

陰陽平衡才能不生病

《黃帝內經》提出中醫養生方法的大原則：「法於陰陽，和於術數」。「法於陰陽」，就是按照自然界的變化規律起居生活，如日出而作，日落而息，隨四季的變化而適當增減衣被等。「和於術數」，就是根據正確的養生保健方法進行調養鍛鍊，如心理平衡、生活規律、合理飲食、適量運動、戒菸限酒、不過度勞累等。

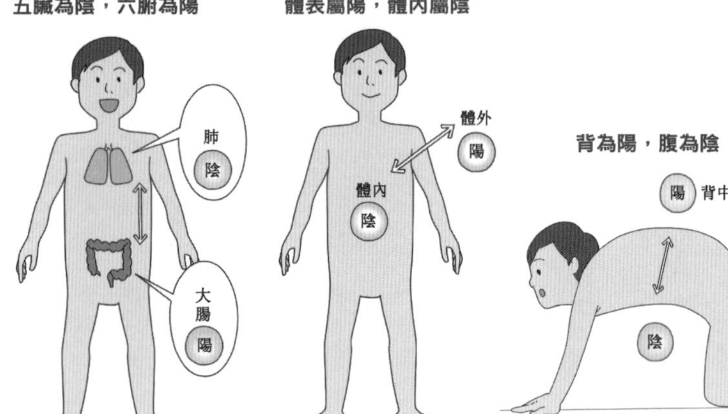

陰陽是自然界相互關聯的對立性概括

「陰陽」是中國古代的哲學概念，指事物相互對立統一的兩個方面。陰陽是自然界的規律，世界萬物的綱領，事物變化的根源，事物產生與消滅的根本。陰陽是處處存在的，凡是明亮的、興奮的、強壯的、熱的、運動的、上面的、外面的事物，都是「陽」；而凡是屬於陰暗的、沮喪的、衰弱的、冷的、靜的、下面的、裡面的事物則都是「陰」。

中醫學上認為，「陰」代表儲存的能源，包括有形的血液、津液、骨、肉，性別中的雌性等；而「陽」則代表能源的消耗，是可以透過人體表面看到的生命活力，包括無形的氣、衛、火，性別中的雄性都屬於陽。「陽」的生命活力靠的是內在因素的推動，即「陰」的存儲。

通常西北方的溫度要較東南方低得多，為什麼會出現這樣大的差別呢？《素問》說：「西北方陰也，東南方陽也。」陽就是用，就是釋放；陰就是體，就是收藏。從地域上講，整個西北方以收藏為主，整個東南方以釋放為主，所以就產生了溫度上的差異。

根據這個原理，陰陽就好比是收入和支出。對於任何物質和能量，我們都不可能只存不花，或只花不存，必須要讓兩者達到利益的平衡點。養生亦是這個道理，陰陽平衡，則正氣充盈，人體抵抗外邪的能力強，外邪不侵。於是，無論環境有多惡劣，無論遭受何種挫折，人體都能保持健康。但是，如果陰陽失衡，人體的新陳代謝就會紊亂、失調，這樣疾病就會隨之而來，危害人體的健康。

因此，一個人必須注意養收、養藏，儲存能量，讓身體的耗散適度、適量，這樣才能讓身體處在陰陽平衡的狀態而不生病。

《內經》知多少——

原文：（黃帝）乃問於天師曰：「余聞上古之人，春秋皆度百歲，而動作不……」岐伯對曰：「上古之人，其知道者，法於陰陽，和於術數……」

釋義：黃帝向岐伯問道：「我聽說上古時候的人，年齡都能超過百歲，動作不顯衰老……」岐伯回答說：「上古時代那些懂得養生之道的人，能夠取法於天地陰陽自然變化之理而加以適應，調和養生的辦法，使之達到正確的標準……」

症狀相同，治法不同，中醫講「同病異治」與「異病同治」

中醫的整體思維觀念，實際運用就是「辨證施治」的理念。在《黃帝內經》中，治病其實治的不是病而是證。就醫學本身而言，辨證施治所反映的正是中醫的一個治療原則——「同病異治」與「異病同治」。

所謂「同病異治」，就是指患者患的是同一種病，表現出相同的症狀，但由於產生的原因不同，採取的治療方法也不同。名醫華佗有一則很有名的故事：兩個病人都是頭痛，症狀也一模一樣，但華佗卻採取了不同的治療方法，一個用瀉法，一個用汗法，結果兩人很快就康復了。為什麼呢？

中醫治病講的是「證」，是指一種綜合狀態，是人的生理狀況所出現的失衡狀態。不要小看這個字，陰陽表裡，虛實內外都在裡面了。華佗治病所依據的就是這兩個人的「證」，一個是飲食所傷造成的，屬內實，應該用瀉下法以去除食積，而另一個是感受寒冷之邪所造成的，屬外實，應發汗以驅散風寒。正因為華佗能按照中醫辨證施治的理論，準確地使用不同的治療方式，所以二人的疾病很快消除了。

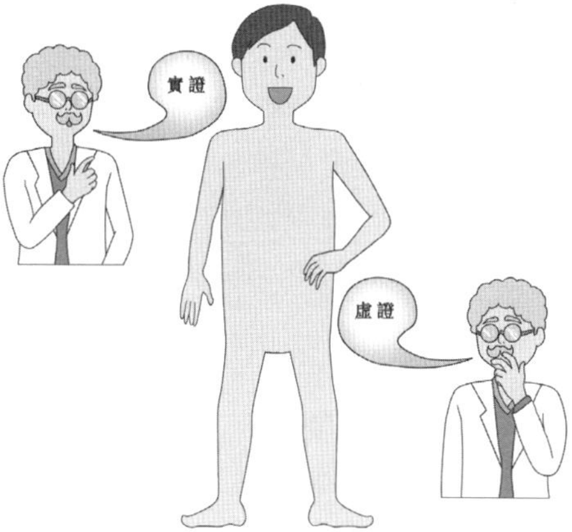

以人們常見的頭痛為例，西醫認為頭痛就是頭痛，誰來了都開同樣的止痛藥，但在

八綱辯證

表裡辨證	表證	病程短，惡寒重，發熱輕，舌苔薄白或薄黃、脈浮
	裡證	病程長，惡寒輕或無惡寒，以臟腑症狀為主要表現
	半表裡證寒	寒熱往來，胸脅苦滿，口苦，脈弦
寒熱辨證	寒證	惡寒、喜溫，面白，四肢冷，大便稀溏，舌淡苔白，脈遲
	熱證	惡熱、喜涼，面色紅，大便秘結，小便短赤，舌紅苔黃，脈數
虛實辨證	虛證	久病、勢緩者，體質素弱者，脈無力
	實證	新起、暴病者，病情急劇者，體質壯實者，脈有力
陰陽辨證	陰證	裡證、寒證、虛證
	陽證	表證、熱證、實證

中醫看來，頭痛症狀相同，但發病的原因不同，如果是兩邊痛，是膽經出了問題；裡面的中空痛，是肝經出現問題；後腦勺痛就是膀胱經的問題；前額痛就是胃經出了問題；而左邊偏頭痛和右邊偏頭痛也是不同的，因為左主肝，右主肺；如果左邊偏頭痛，很有可能是肝血的問題，而右邊頭痛可能是肺氣的問題。所以中醫治療時，是根據

頭痛的不同原因，而採用不同的治療方法。這就是中醫思維的一個關鍵點——同病異治。

中醫思維另一個關鍵點是「異病同治」，就是針對不同疾病表現出的相同病理結果，採取相同的治療方法。漢末醫學家張仲景，有一個典型的異病同治案例。兩個病人，一個心慌心跳心煩，另外一個肚子痛，結果張仲景對這兩個病人開的都是同一個方子，都是小建中湯，用的治法都是溫中補虛，這是怎麼回事呢？這是因為他們病機相同，都是氣血兩虛。心臟失養就出現心慌，心跳、心神失養就出現了心煩，氣血兩虛，腹部經脈失養。經脈拘攣，出現腹部劇烈疼痛，所以以相同方子來治療，這就叫做異病同治。

「異病同治」與「同病異治」是相對的，比如有的人是高血壓，有的人出現失眠，有的人是發燒，但是只要他們的「證」是一樣的，就可以開同樣的藥方，採取相同的方法治療。這與西醫有很大的不同，因為在西醫看來，只要是感冒就用感冒藥，高血壓就用降壓藥，肯定能把症狀消除，而不管感冒是由傷風引起的，還是病毒引起的，高血壓是由於肥胖，還是壓力過大導致的。

「同病異治，異病同治」是中醫辨證施治的具體表現，是治療疾病的關鍵。養生就要根據自己的年齡、性別、所處環境、不同地域，因時、因地、因人而異，不可一成不變。

《內經》知多少——

原文：帝曰：其病也，治之奈何？岐伯曰：西北之氣散而寒之，東南之氣收而溫之，所謂同病異治也。故曰氣寒氣涼，治以寒涼，行水漬之。氣溫氣熱，治以溫熱。強其內守，必同其氣，可使平也，假者反之。

釋義：黃帝問：若發生病變，應怎麼處理？岐伯說：西北方天氣寒冷，其病多外寒而裡熱，應散其外寒，而涼其裡熱；東南方天氣溫熱，因陽氣外泄，故身內寒，所以應收斂其外泄的陽氣，而溫其內寒。這是所謂「同病異治」，即同樣發病而治法不同。所以說氣候寒涼的地方，多內熱，可用寒涼藥治之，並可以用湯液浸漬的方法，氣候溫濕的地方，多內寒，可治以溫熱的方法，以加強內部陽氣的固守。治法必須與該地的氣候相呼應，才能使之平調，但必須辨別其相反的情況，如西北之人有假熱之寒病，東南之人有假寒之熱病，又當用相反的方法治療。

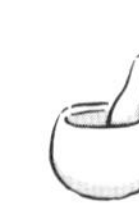

五行生剋就是不生病的紀律

我們經常說到「買東西」，可大家想過沒有，為什麼是「買東西」而不是「買南北」呢？

宋代王安石，有一次上朝，路遇提籃的購物者，問曰：何往？答曰：買東西。「為何買東西不買南北？」購物者啞然。王安石笑答曰：「東通於木，西屬金，南為火，北為水，中間是土，提籃金木能盛，水火土不能盛也，故曰買東西。」王安石的意思就是，金和木為可盛受之物，是用手就可以拎著去以物換物的，而水、火、土是不能盛受之物，是不能用來盛東西的，所以人們常說「買東西」而不是「買南北」。

其實，王安石的解釋是依據中國古代的「五行物質觀」，五行指金、木、水、火、土。這種理論認為，大自然由這五要素所構成，隨著這五個要素的盛衰，而使得大自然產生變化，不但影響人的命運，同時也使宇宙萬物循環不已。

《黃帝內經》用五行理論來解釋人體的生理，認為人體的五臟、食物的五味等都是與五行互相對應。所以中醫常說：五臟各有所喜，食物各有偏性。養

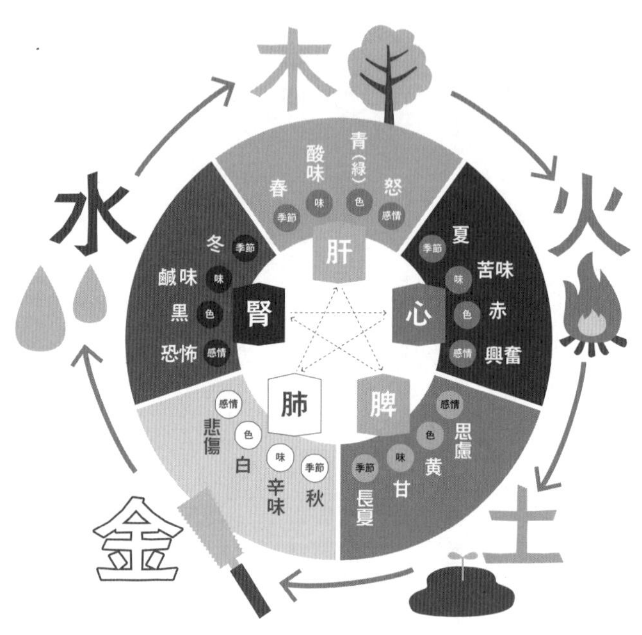

生要根據身體狀況選擇合適的食物，注意飲食節度，要使食物的五味與五臟的喜好一致，才得以滋養五臟，呵護身體。

可見，《黃帝內經》的養生之道，大多來源於對天地自然的感悟，講到東南西北、春夏秋冬，力求讓人們的身體順應自然，做到天人合一。我們遵循這種五行生剋的規律，才能做到不生病，頤養天年。

《內經》知多少——

原文：黃帝問曰：「天有五行御五位，以生寒暑燥濕風。人有五臟化五氣，以生喜怒思憂恐……」鬼臾區稽首再拜對曰：「昭乎哉問也。夫五運陰陽者，天地之道也，萬物之綱紀，變化之父母，生殺之本始，神明之府也，可不通乎。」

釋義：黃帝問：「天有木、火、土、金、水五行，臨治於東、西、南、北、中五個方位，從而產生寒、暑、燥、濕、風等氣候變化。人有五臟化生五氣，因而產生喜、怒、思、憂、恐等情志變化……」鬼臾區再次跪拜回答說：「您提這個問題很高明啊！五運和陰陽是自然界變化的規律，是自然萬物的一個總綱，是事物發展變化的基礎和生長毀滅的根本，是宇宙間無窮盡的變化所在，這些道理哪能不通曉呢？」

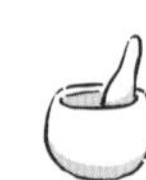

每個人都有屬於自己的保命方

《黃帝內經》認為，養生應當以辨證思想為原則，因人施養，按照人的年齡和體質進行護理、保健。

1. 按照年齡施養保健

人之生命，本源於先天精氣，它制約著機體臟腑、經脈、氣血的盛衰變化，使人的生命活動表現出由幼稚到成熟、由盛壯到衰竭的生長壯老的過程。生命過程的各個階段均具有不同的生理、心理特點，養生要取得預期的效果，必須因齡施養，選擇適宜各年齡階段的養生方法，才能達到益壽延年的目的。

兒童生長發育迅速，但同時臟腑嬌嫩、形氣未充，抗病能力低下。心理發育也未臻完善，易受驚嚇致病，情志不穩，可塑性大，易於接受各方面的影響和教育。因此，這一時期養生的特點是養教並重，以保養元真，教子成才為目標。除了合理餵養，注意寒溫調護，培養良好的生活習慣之外，還要重視早期教育，促進孩子智力發展。

處在青春發育期的人，這時候機體精氣充實，氣血調和。隨著生理方面的迅速發育，心理行為也出現了許多變化。此時期的養生保健工作，一方面要提高身體素質，進行全面合理的飲食調攝，滿足青少年生長發育迅速，代謝旺盛的生理需求。另一方面要培養他們有健康的心理。家長和教師要以身作則，給青少年良好的影響，同時又要尊重他們獨立的發展和自尊心，採用說服教育、積極誘導的方法，與他們交友談心，關心他們的學習與生活。

中年是生命歷程的轉捩點，生命活動開始由盛轉衰，這時候的養生保健至關重要。如果調理得當，就可以保持旺盛的精力而防止早衰、預防老年病，可望延年益壽。中年是承上啟下的關鍵，肩負社會、家庭的重擔，加上現實生活中的諸多壓力衝突，易使思想情緒陷入抑鬱、焦慮、緊張的狀態，長此以往，必耗傷精氣，損害心神，引起早衰多病。此時就要求中年人靜神少慮，精神暢達樂觀，不要為瑣事過分勞神，不要強求名利、患得患失。同時要注意避免長期超出身心的負荷，合理安排工作休息，節制房事，防止過度勞累，積勞成疾。

人到老年，臟腑、氣血、精神等生理機能自然衰退，機體調控陰陽協和的穩定性降低；再加上社會角色地位的改變，退休和體弱多病勢必限制老人的社會活動。狹小的生活圈帶來心理的變化，常產生孤獨垂暮、憂鬱多疑、煩躁易怒等心理狀態，其適應環境及自我調控能力低下，若遇不良環境等刺激因素，易於誘發多種疾病，較難恢復。老年人養生保健時應注意這些特點，做到知足謙和，老而不怠，樹立樂觀精神和戰勝疾病的信心，多參加一些有意義的活動和運動，分散注意力，促進氣血運行。審慎飲食起居，老年人食宜多樣，食宜清淡，食宜少緩，食宜溫熱熟軟，謹慎調攝生活起居，防止外邪侵襲。同時還要合理用藥，藥宜平和，藥量宜小，多服丸散膏丹，少用湯藥，只有這樣，方能收到補偏救弊，防病延年之效。

2. 按照體質施養保健

《黃帝內經・素問・調經論》中有「陰陽勻平……命曰平人」。《黃帝內經・素問・生氣通天論》中有「陰平陽秘，精神乃治」。身體的精氣陰陽在正常生理狀態下，總是處於動態的消長變化之中，使正常體質出現偏陰或偏陽的狀態。因此人的正常體質大致可分為：陰陽平和質、偏陽質和偏陰質三種類型。由於個體體質的差異，所以養生也必須根據不同的體質特點，採用相應的養生方法，糾正其體質之偏，達到防病延年的目的。

關於根據年齡養生與體質養生，在後面的章節我們將分別以篇的形式詳加討論，這裡就不再贅述。

《內經》知多少——

原文：黃帝曰：其氣之盛衰，以至其死，可得聞乎？岐伯曰：人生十歲，五臟始定，血氣已通，其氣在下，故好走……四十歲，五臟六腑十二經脈，皆大盛以平定，腠理始疏，榮華頹落，髮頗斑白，平盛不搖，故好坐……六十歲，心氣始衰，苦憂悲，血氣懈惰，故好臥。

釋義：黃帝問：人的氣由盛而衰，以致死亡，整個過程可以講給我聽嗎？岐伯說：人十歲，五臟基本發育健全，血氣已經暢通，此時精氣從下部朝上運行，所以喜歡跑。……到四十歲，五臟六腑及十二經脈，都十分旺盛且平和穩定，腠理開始疏鬆，容顏開始逐漸衰落，頭髮略見斑白，人像一池平滿而不動盪的靜水，所以喜歡安坐……到六十歲，心氣開始衰退，常憂愁、悲傷，血氣懈怠，運行遲緩，所以喜歡躺臥。

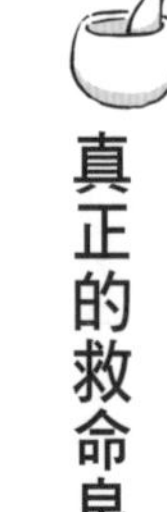

真正的救命良醫是自己

有句話：「西醫治病，中醫治人。」怎麼說呢？人生病了，西醫想的是如何把病毒殺死，中醫做的是如何把人的身體調養好，不讓疾病有生存的土壤。

《黃帝內經》認為，人最重要的是它的根本。人生病了，病只是身體不正常的某一方面反映，要治的是那個人，要先把身體養好，透過提高人體的自癒力來驅趕疾病，不行再求醫問藥。所以真正負責任的中醫在診斷疾病時，會仔細詢問你的生活習慣、查看你的脈象，把很多問題都問清楚了再考慮對策，而且不會輕易開藥，而是想方設法提高你本身的自癒能力。

事實證明，人體有很強大的自癒能力，很多小病小痛不用打針吃藥，靠人體的自癒力就可以解決。舉一個最簡單的例子，做菜的時候，不小心把手劃破了一個小傷口，運行到此處的血液就會流出。由於血液運行出現局部中斷，就有更多的血液運行於此，由此促使傷口附近細胞的迅速增生，直至傷口癒合。增生的細胞會在傷口癒合處留下一個疤痕。整個過程不需要任何藥物的作用，這就是人體自癒功能的具體表現。

中醫古籍說：「精神內守，病安從來。」人的精氣神飽滿，疾病外邪自然無法入侵。

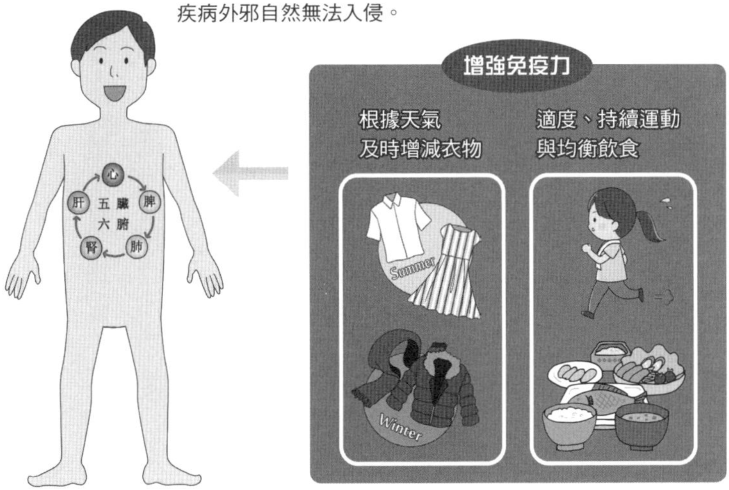

中醫不主張過分依賴藥物，因為藥物是靠某種偏性調動人體的元氣，來幫助身體恢復健康。但是人體的元氣是有限的，如果總是透支，總有一天會殆盡，元氣沒有，再好的藥也沒用了。所以，生病不用慌張，人體有自癒的能力，那我們就充分相信它，以自癒力把疾病打敗。

人體具有強大的自癒力，但這不代表我們可以為所欲為，想喝冷飲就喝冷飲，想熬夜就熬夜……任何事情都要有度，自癒力不是萬能的，如果你隨意消耗的話，不僅病好不了，自癒力也會降低，自癒力低下，病就容易來光顧，這樣就變成惡性循環了。那我們應該怎麼做呢？配合人體自癒力，改善不良的生活習慣，每天按時吃飯，早睡早起，適當鍛鍊身體，保持愉悅的心情，這樣人體就會進行自我修復，一些病症會自然消失，人就可以恢復健康了。這個道理說起來很簡單，但很多人就是不信，其實，大道至簡，道理有時候就是那麼簡單，有時就像空氣在你我身邊，而我們往往忽略它一樣。

自癒功能的作用不是絕對的，我們不可能在任何情況下都能依賴人體自癒力來解決問題。自癒力和免疫力有關，當免疫細胞抵擋不住病毒時，就需要借助藥物，不過最好的藥物依然是食療。一般情況下，透過營養素的補充，可以對抗大多數疾病。中醫宣導順時養生、補養氣血、食療等科學的養生方法來增強人體免疫力，在疾病尚未到來之時就築起一道堅固的屏障，讓疾病無孔可入。面對已經染病的情況，中醫也是利用人體自身的經絡和穴位，透過疏通經絡、刺激穴位等自然方法，調動身體的自癒功能來對抗疾病。

但是，在現代醫療中，人們似乎對於醫藥過於依賴。由於人體在自我修復過程中會出現一系列症狀，如咳嗽、發熱、嘔吐等，人們為了消除這些症狀帶來的不適感，就會用藥物進行干涉，這樣，人體的自癒能力反而無法得到充分的發揮。我們會因為症狀的消失，認為是這些藥物起了良好的效果，於是在下一次疾病來襲的時候，第一時間求助於藥物，這種惡性循環之下，身體的自癒力就會越來越低下。

所以說，我們平時不要動不動就吃藥，更不能亂吃藥，而是經由合理飲食、按摩經絡穴位、注意起居等中醫的方法來提高身體的自癒能力，消除疾病，保持健康。記住：真正的救命良醫是你自己！

《內經》知多少——

原文：黃帝曰：合而察之，切而驗之，見而得之，若清水明鏡之不失其形也……故遠者，司外揣內，近者，司內揣外，是謂陰陽之極，天地之蓋。

釋義：黃帝說：診病時，要綜合病人各種情況來觀察，用切診來驗證，用望診掌握病症的表現，就會像清水明鏡照應物體不會失去物體形狀一樣準確地診斷病症……所以從遠處觀察外部聲音氣色，可以推知內臟的變化，從近處觀察內臟的變化，也可以推知氣色等外在的表現，這就是所謂的掌握陰陽變化的最高階段，天地的變化也盡在其中。

第三章　用《黃帝內經》，為全家養生解惑

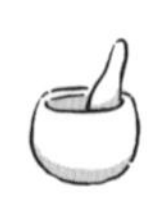

為什麼現代人那麼容易生病

如今，雖然生活水準提高了，科技飛速發展，但人們反而容易生病，不是這裡難受，就是那裡不舒服的。對此，《黃帝內經》為我們做出很好的解釋：人們的生活習慣嚴重違背了身體內部的規律運行和自然的一種正常狀態，於是動不動就生病。

現在的人，或是出於應酬，或是出於嗜好，經常以酒為伴。其實，酒很容易讓人喪失理性，而且大量或經常飲酒會使肝臟發生酒精中毒而致發炎、腫大，影響生殖、泌尿系統。

現代人，生活作息不規律，完全不按照自然規律行事，該睡覺的時候不睡覺，該吃飯的時候不吃飯，該結婚的時候不結婚，非要等到睏極了再睡，餓極

了才吃，年歲大了再結婚，其實所有這些違背人體、自然規律的做法都是非常損耗人體能源的，從而導致疾病和過早衰老。

有些人認為，人患病都是遺傳的原因，其實遺傳的不是病，而是類似於長輩的生活習慣和習性。比如說高血壓，一個人得了高血壓不是因為父母有高血壓自己也註定要患高血壓，而是自己的生活習慣與父母的生活習慣相似，如吃太鹹的食物、經常嗜酒、情緒易怒等，這些都是患高血壓的原因。

現代人，總是追求身外之物，最後身心疲憊，煩惱多多，其實人體是很自足的，人的幸福也很簡單，只要吃的喝的住的滿足人體的需要，人就會獲得健康快樂，何必苦苦追求身外之物。即使有一天得到了，你或許只是開心一下子，而後又開始艱苦的追求之旅，人可以有所追求，但是不能因為追求而失去快樂和健康。

在物欲橫流的現代社會，人們應該好好地養護自己的身體，養成良好的生活習慣。只要這樣生活下去，你的身體不愁不健康。

《內經》知多少——

原文：（黃帝）曰：今時之人，年半百而動作皆衰者。時世異耶？人將失之耶？岐伯對曰：今時之人不然也，以酒為漿，以妄為常，醉以入房，以欲竭其精，以耗散其真，不知持滿，不時禦神，務快其心，逆於生樂，起居無節，故半百而衰也。

釋義：（黃帝）問：現在的人，年齡剛至半百，動作就都顯得衰弱無力。這是由於時代不同所造成的呢？還是因為當今人們不會養生所造成的呢？岐伯回答說：現在的人，把酒當水漿，濫飲無度，使反常的生活成為習慣，醉酒行房，因恣情縱欲，而使陰精竭絕，因滿足嗜好而使真氣耗散，不知謹慎地保持精氣的充滿，不善於統馭精神，而專求心志的一時之快，違逆人生樂趣，起居作息，毫無規律，所以到半百之年就衰老了。

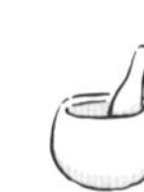

為什麼人們總是說「男左女右」

在中國，男左女右，好像是日常生活中約定俗成的習慣：公共廁所，男左女右；中醫診脈，男取脈於左手，女取脈於右手；出席某些禮儀場合，男左女右……為什麼會是這樣呢？

「伏羲女媧圖」中，伏羲在左，女媧在右，伏羲左手執矩，女媧右手執規，人首蛇身，蛇尾交纏；頭上繪日，尾間繪月，周圍繪滿星辰。傳說，中華民族的始祖盤古氏化仙之後，他的身體器官化為日月星辰、四極五嶽、江河湖泊及萬物生靈。日神是伏羲，由盤古氏的左眼所化；月神是女媧，由盤古氏的右眼所化。這也是中國文化「男左女右」習俗的由來。

關於這方面，我們還可以從《黃帝內經》的方點陣圖做解釋，左邊是主生發的，右邊是主收斂的。男人要積極向上，努力在外賺錢養家糊口，女人要懂得持家，男人賺了錢交到女人手中，就要攢起來，不能隨便亂花用，從這個意義上說，男左女右看起來就很有道理了。

再如中醫診脈，男子取氣分脈於左手，女子取血分脈於右手，即使小兒患

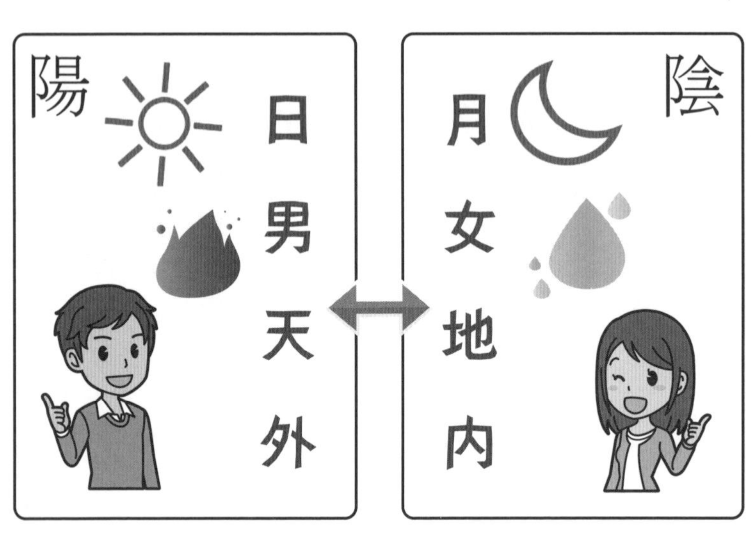

病觀察手紋也取「男左女右」的習慣。這一沿襲至今的習俗，早在兩千多年前的戰國時期就已經有了，至於是否真能表示男女生理上的差異，則是另一個問題了。

「男左女右」的習俗和古代人的哲學觀之間的關係非常緊密。中國古代哲學家認為，宇宙中通貫事物和人的兩個對立面就是陰陽。自然界的事物有大小、長短、上下、左右等等。古人將其歸類分為大、長、上、左為陽，小、短、下、右為陰。陽者剛強，陰者柔弱。人的性格，男子性暴剛強屬於陽於左，女子性溫柔和屬於陰於右。

男左女右是老祖宗為我們留下來的，既是約定俗成的，也有它存在的道理。

《內經》知多少——

原文：故曰：天地者，萬物之上下也；陰陽者，血氣之男女也；左右者，陰陽之道路也；水火者，陰陽之徵兆也；陰陽者，萬物之能始也。故曰：陰在內，陽之守也，陽在外，陰之使也。

釋義：所以說：天地是在萬物的上下；陰和陽，如血和氣相互對應、女和男相互對應；左右為陰陽運行不息的道路；水性寒，火性熱，是陰陽的象徵；陰陽的變化，是萬物生長的原始能力。所以說：陰陽是互相為用的，陰在內，為陽之鎮守；陽在外，為陰之役使。

為什麼人「攥拳而來，撒手而去」

人們常說「攥拳而來，撒手而去」。觀察新生兒一定會發現，孩子是哭著、緊攥著雙手出生的。而人老了死去的時候，往往是笑著撒手走的，這種情景我們可以在影視劇中經常看到，一個人的手一撒開就表示去世了。

對此，《黃帝內經》為我們做出一番很有意思的闡釋。

孩子緊攥著手出生是氣足的表現，小孩攥拳都是大拇指的指甲掐在無名指的根部，《老子》裡面稱作「握固法」。握著拳頭來「固」什麼呢？固的是一個人的意志力。那麼為什麼要這樣握拳呢？其實這就是夜裡十一點到凌晨一點陽氣生發的那個點，這個地方又叫做肝的神竅，肝的神竅就是我們經常說的「魂」。小孩子有一個常見的問題，就是因為受到驚嚇或身體比較虛弱，「魂」掉了，這時候就會發高燒，沉睡不醒，一定要把「魂」收回來才會好。因此小孩子一出生就握拳而來就是握住了肝的神竅，握住了魂，握力大的小孩就是肝氣足的表現。還有我們緊張或者恐懼的時候都會不自覺地攥緊拳頭，是聚斂肝氣，將「魂」定住，這都是本能。

人死的時候，氣不足都散開了，所有的皺紋也會展開。曾有人研究過，人去世的時候，最後死去的一條經脈就是肝經，肝經的力量全部表現在手的握力上，如果肝經的氣徹底散掉，手的握力就會自然消失，人就去世了。所以，握力足不足其實就表現了肝氣足不足。

人的一生就是從哭到笑的一生，從攥著拳頭到撒手的一生，出生時自己哭，大家笑，離去時，自己笑，大家哭，就是這麼一生。赤條條，來去無牽掛，我們要善待得失，懂得捨棄，這種心態在養生中也是至關重要的。

《內經》知多少——

原文：五臟心藏神，肺藏魄，肝藏魂，脾藏意，腎藏精志也。生之來謂之精，兩精相搏謂之神，隨神往來者謂之魂，並精而出入者謂之魄，心有所憶謂之意，意之所存謂之志。

釋義：五臟各有所藏的精神意識活動為：心藏神，肺藏魄，肝藏魂，脾藏意，腎藏精和志。基於陰陽兩氣相交而產生的生命原始物質，就叫做精；陰陽兩精相互結合而形成的生命活力，叫做神；伴隨著神氣往來存在的精神活動，叫做魂；依傍著精氣的出人流動而產生的神氣功能，叫做魄；心裡有所記憶並進一步形成欲念的過程，叫做意；欲念已經存留並決心貫徹的過程，叫做志。

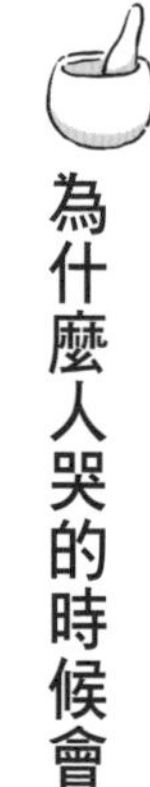

為什麼人哭的時候會一把鼻涕一把淚

我們在傷心的時候便會流眼淚，而且哭著哭著還會一把鼻涕一把淚。這是為什麼呢？

對於這種現象，《黃帝內經》提出了很好的解釋。眼淚和鼻涕雖說一個出於肝，一個出於肺，但他們都是心之液，都能為心所動。而心是君主，是五臟六腑之主，眼睛是宗脈聚集的地方，是上液的流通管道；嘴和鼻子是氣息的門戶，所以人一動感情，五臟六腑就會受到震動，宗脈也感受到震動，淚道就會打開，眼淚鼻涕就一齊出來。

中醫還指出，汗、涕、淚、涎、唾五液都屬於人體的元精，耗損過多，身體就會出現問題，所以一個人要是經常流眼淚就會「奪精」，久了會把眼睛哭瞎。

有時候，我們會遇到一些不哀傷也總是淚汪汪的人，即人們常說的含情眼，《紅樓夢》裡的林黛玉就屬此種。你可能會覺得這不過是一個人的特點而已，與健康沒什麼關係。其實，這在中醫裡是肺氣不足、肝收斂功能不足所致的典型表現。肝主水道，而肺為水之源，肺氣的宣發和肅降，對體內水液的輸

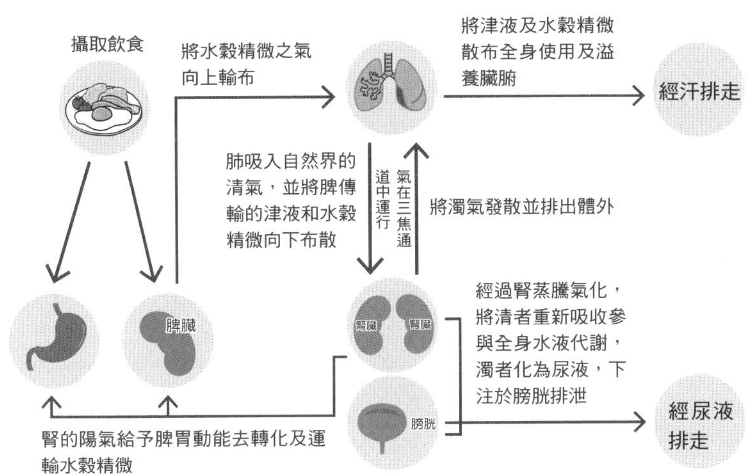

布、運行和排泄有著疏通和調節的作用。當肝肺之氣不足時，水氣就會在上部壅著，或者水道老收斂不住，就會眼淚汪汪的。如果你屬於這族群，就需要好好養肺了。

另外，還有一些人迎風（吹風）就流眼淚，在中醫看來這是肝腎陰虛的徵兆，因為當肝腎陰虛，腎氣不納津，受到冷風的直接刺激後就會流眼淚。

五臟化液

心……汗
肺……涕
肝……淚
脾……涎
腎……唾

《內經》知多少——

原文：夫心者，五臟之專精也，目者其竅也，華色者其榮也。是以悲哀則泣下，泣下水所由生。泣涕者，腦也，腦者陰也。髓者，骨之充也。故腦滲為涕。志者骨之主也，是以水流而涕從之者，其行類也。夫涕之與泣者，譬如人之兄弟。

釋義：心為五臟之專精，兩目是它的外竅，光華色澤是它的外榮。因此悲哀就會哭泣，所流出的淚水來源於體內積聚的水液。哭泣而涕出的，其故在腦，腦屬陰，骨髓，是骨的充養物質，藏於腦，而鼻竅通於腦，所以腦髓滲漏而成涕。腎志是骨之主，所以淚水出而鼻涕也隨之而出，是因為鼻涕、眼淚是同類的關係。涕之與淚，譬如兄弟。

為什麼老年人更需要預防風寒

一年四季，寒來暑往，寒氣雖為平常事，對人體造成的禍患則無窮。傳統中醫一直有「百病寒為先」之說。寒氣積累在肌肉裡，時間長了，你就會覺得肌肉僵直、腰痠背痛，形成「五十肩」[4]等。寒氣積累到一定程度，還會侵入經絡，造成氣滯血瘀，影響到氣血的運行，誘發反覆難以治癒的各種病症。

《黃帝內經》指出，人到老年，陽氣日虛，各種生理功能逐漸衰退，對外界適應能力較差，抵抗力減弱。所以，與年輕人相比，老年人更需要保暖。

生活中，經常會遇到一些不注意保養的老人，在不知不覺中就受到寒氣的侵襲。他們通常身體感覺到冷了，就是寒氣上身，日積月累，體內的寒氣積累到一定程度，就會危害健康。很多腸胃疾病也都是因寒而生，腸胃就是中醫所講的「脾」，負責掌管全身血流供應，如果腸胃功能不好，吸收能力差，食物營養便無法化成足夠血液提供身體所需，末梢血液循環自然變差。

4 五十肩是坊間一般的俗稱，正確的名稱是「沾黏性肩關節囊炎」，又叫作肩周炎。另外，因為患有五十肩的人，他們的肩膀會猶如冰凍了一樣難以活動，所以五十肩又會被稱作「冷凍肩」。

《內經》知多少——

原文：是故風者，百病之長也。老者之氣血衰，其肌肉枯，氣道澀，五臟之氣相搏，其營氣衰少而衛氣內伐。

釋義：風為六淫之首，所以說它是百病之長。老年人氣血衰弱，肌肉枯槁，其氣道就艱澀不通，五臟之氣不能相互溝通和協調，營氣衰少，衛氣內擾，營衛失調，不能以正常規律運行。

第二篇　滋陰養陽，為健康排除萬難

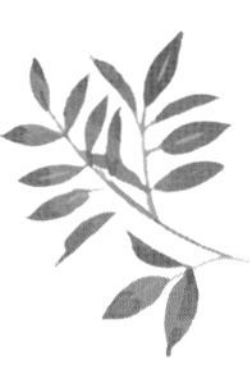

「陰陽」大論，從黃帝與岐伯的對話開始，夏商與西周，唐宋元明清，乃至中西醫並駕齊驅的今天，人們奉行不悖，為什麼呢？以《黃帝內經》來回答這個問題再合適不過了：「陰陽者，天地之道也，萬物之綱紀，變化之父母，生殺之本始。」即陰陽是自然界變化的一般規律，是萬物的總綱，萬物變化的起源，生長毀滅的根本。所以，健康之道不外乎陰陽協調。

第一章　滋養陰液補足血，安康樂怡享天年

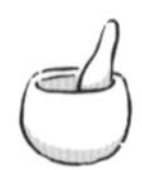

警惕陰虛的信號

不少人認為，有沒有病只有醫生才能告訴我們答案，所以身體的陰陽失調與否，也需要問醫生。如果這樣想你就錯了！

因為，任何一種疾病到來之前，都會客氣地和你打招呼，並不是我們慣常所說的不速之客。這就好比任何一台機器運行時，如果出現故障，都會發出警告信號。我們的身體陰陽失調時，亦是如此。

1. 年紀輕輕頭髮就白了好多

中醫認為，髮為腎之華。華，就像花朵一樣，頭髮是腎的外現，是腎的花朵。而頭髮的根在腎，如果你的頭髮花白了，就說明你的腎精不足，也就是腎

虛。這時候就要補腎氣。

2. 晚間五點～七點低燒

有些人認為發高燒不好，實際上發高燒反而是氣血充足的表現。氣血特別足的話，才有可能發高燒。小孩子動不動可以達到很高的熱度，因為小孩子的氣血特別足。人到成年之後發高燒的可能性就不大了，所以，低燒實際上是氣血低的表現，尤其晚間五點到七點的時候身體有低燒的現象，表示腎氣已大傷。

3. 喜歡吃重口味的東西

這在中醫怎麼解釋呢？一般有兩個原因：一是人的脾胃功能越來越弱，對味道的感覺也越來越弱，所以要用重口味食物來調自己的腎精出來，幫助自己調元氣上來幫助運化，說明元氣已經大傷，腎精不足。另一個原因就是現代人壓力太大，心情太鬱悶，因為味厚的東西有通竄力，吃辣椒和大蒜能讓人心胸裡的淤滯散開一些。總而言之，我們只要愛吃口味較重的食物，就表示身體變虛弱了。

4. 成年人胸無大志，容易滿足現狀

有些人剛過三、四十歲就已經沒有什麼遠大志向了，只想多賺錢維持生計，再比別人過得好一點就可以了，這實際上是腎精不足的表現。中醫理論認為，腎不僅可以主「智」，還可以主志氣的「志」。一個人的志氣大不大，智力高不高，實際上都跟腎精足不足有關。小孩子腎精充足，所以他們的志氣就特別高遠。人到老年，很多人會說，我活著就行了，什麼也不求了，這其實表明他的精氣快絕了。

5. 老年人小便時頭部打哆嗦

小孩和老人小便時都有一個現象，就是有時會打一下哆嗦。但是老人和小孩的打哆嗦是不一樣的。小孩子是腎氣不足以用，腎氣、腎精還沒有完全調出來，所以小便時氣一往下走，下邊一用力，上邊就有點空，就會哆嗦一下；而老人是腎氣不足，氣血虛，所以下邊一使勁，上邊也就空了。所以，小便時一定要咬住後槽牙，以收斂住自己的腎氣，不讓它外泄。

6. 吹風眼睛總是流眼淚

很多人都有一吹到風就流淚的毛病，但因不影響生活，也就不太在意。在中醫裡，肝對應淚，如果總是迎風流淚的話，就表示肝有問題。肝在中醫裡屬厥陰，迎風流淚表示厥陰不收斂，長時間下去，就會造成肝陰虛，所以遇到這種情況，要及時調理，以免貽誤病情。

7. 成年人了還總是流口水

中醫認為，涎從脾來，脾液為「涎」，也就是口水。脾屬於後天，小孩脾胃發育尚弱，因此愛流口水。但是如果成年人還總是流口水，那就是脾虛的現象，需要對身體進行調養了。

8. 睡覺時總出汗

睡覺時出汗在醫學上稱為「盜汗」。當儲存在人體內的「精氣」不足、體質下降時，就會出現盜汗的症狀。中醫認為，汗為心液，盜汗多由於氣陰兩虛，不能收斂固攝汗液而引起，若盜汗日久不癒，必會嚴重耗傷心陰、耗傷氣陰而危害身體健康。尤其是青壯年族群，面臨工作、家庭壓力較大，體力、精力透支明顯，容易導致人體自律神經紊亂，若在日常生活中不注意養陰清熱，就容易出現睡覺盜汗問題。

9. 春天手腳還是冰涼

有很多人到了春季手腳還是冰涼的，這主要是由於人體在冬天精氣養得不足造成的。我們知道，春季是萬物生發的季節，連樹枝都長出新芽了，人的身體也處於生發的階段，但是人體腎經循行的路線是很長的，人的手腳又處於身體的末端，如果冬天腎精藏得不夠的話，那麼供給身體生發的力量就少了，精氣到不了四肢，也就出現四肢冰冷的症狀了。這時候，就需要我們補腎了。

10. 坐著總是不自覺抖腿

有些人坐著的時候，總是不自覺地抖腿，你也許會認為這是很不好的毛病，是沒有修養的表現，但其實說明這個人的腎精不足，心腎不交的表現。腎屬水，肝屬木，水生木，所以，如若一個人的腎精不足，則肝精一定受到影響。肝風內動，則人就容易出現抖的現象。腎精不足，就斂不住虛火，做事容易發火、急躁、不理智，就會沉不住氣，甚或在家呆不住，總想往外跑等。因此，才有中國古代相書中的「抖窮」、「抖賤」的說法。

以上所說的這些現象，都是陰陽失調的表現。如果你的身體處於上述狀態，就需要滋陰。否則情況會進一步惡化，疾病也會乘虛而入了。

《內經》知多少——

原文：帝曰：人身非衣寒也，中非有寒氣也，寒從中生者何？岐伯曰：是人多痹氣也，陽氣少陰氣多，故身寒如從水中出。帝曰：人有四肢熱，逢風寒，如炙如火者，何也？岐伯曰：是人者陰氣虛，陽氣盛。

釋義：黃帝問：有的人穿的衣服並不單薄，也沒有為寒邪所中，卻總覺得寒氣從內而生，這是什麼原因呢？岐伯說：是由於這種人多痹氣，陽氣少而陰氣多。黃帝問：有的人四肢發熱，一遇到風寒，便覺得身如熱火熏炙一樣，這是什麼原因呢？岐伯說：這種人多因身體陰虛而陽氣勝所導致。

熱性食物

使身體發熱，增加人體活力，改善寒性體質者的身體機能
冬季可多吃些熱性食物進補

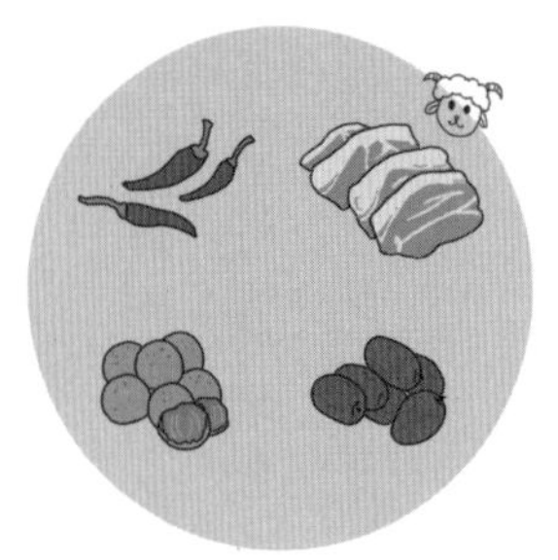

溫性食物

幫助造血、補血。會讓身體產生溫熱感，但程上略低於熱性食材
適合寒性體質的人食用

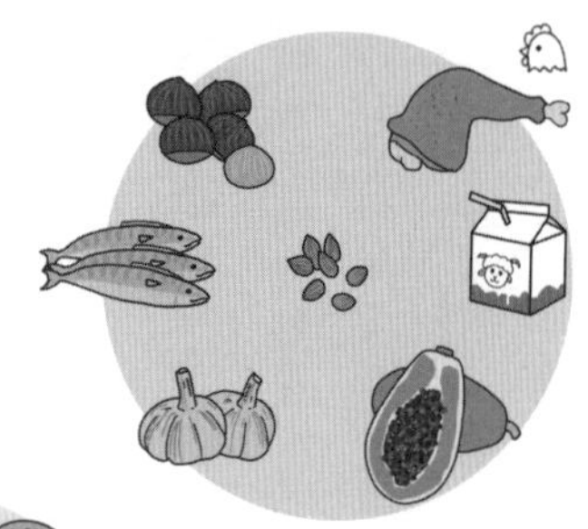

平性食物

一年四季都可食用
身體溫度不會有太大變化，各種體質都可食用

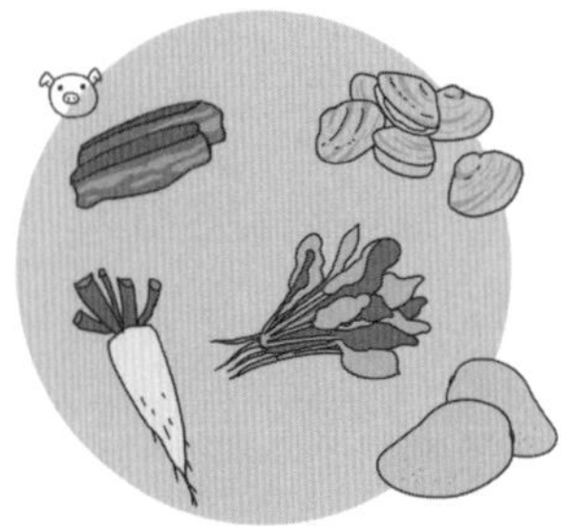

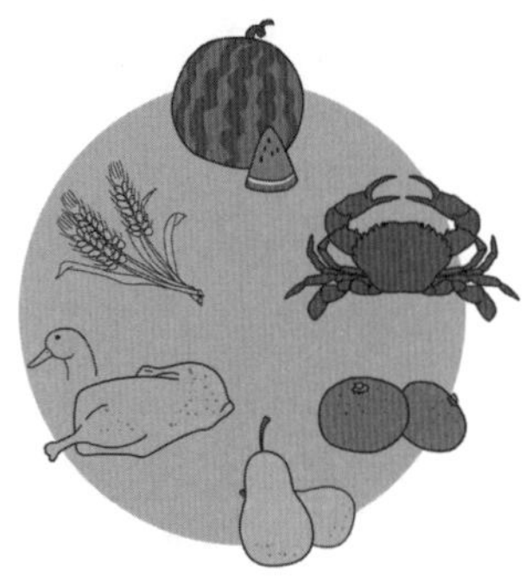

涼性食物

可以清熱身體，令人感到涼爽舒適的食物
適合體質燥熱的人食用

寒性食物

可以除濕清熱身體，消炎鎮靜降壓的食物
適合熱性體質者吃

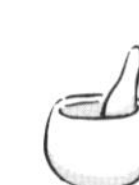

養陰必須從食物的四氣五味說起

中藥有四氣五味之說，食物與藥物一樣，也有溫、熱、寒、涼四性，辛、甘、酸、苦、鹹五味之說。熟知食物的四性、五味，對固護人體陰氣具有重要的意義。

1. 食物的溫、熱、寒、涼四性

不懂得食物的「性」，就不知道如何養陰斂陽，也就很難明白飲食宜忌的原理。正如清代醫學家黃宮繡所說：「食物雖為養人之具，然亦於人臟腑有宜，不宜，食物入口，等於藥之治病同為一理，合則於人臟腑有宜，而可卻病衛生；不合則於人臟腑有損，而即增病促死。」

在中醫觀點裡，溫熱為陽，寒涼為陰，凡性寒涼的食物，如香蕉、冬瓜、薏仁等大多有滋陰生津、清熱瀉火、涼血解毒作用，對陽氣旺盛、內火偏重者為宜。性溫熱的食物，如羊肉、韭菜等有溫中散寒、補陽暖胃之功，適合陽虛畏寒的人食用，熱病及陰虛火旺者應忌食。

過去的人大多從事體力勞動，一出門就曬大太陽，體內容易有熱氣，如果多吃些寒涼食物會滋陰降火，但是現在大多數人出入都是空調環境，終日坐辦公室，一年四季都不怎麼出汗，如果再過食寒涼之物就會傷身。所以只有將食物的溫熱寒涼因人、因時、因地靈活運用，才能使人體在任何時候都能做到陰陽平衡，不會生病。

2. 食物的鹹、甘、酸、苦、辛五味

中醫認為，鹹、甘（甜）、酸、苦、辛（辣）分別與人體的五臟相對應，各有其作用[5]。《黃帝內經・素問・宣明五氣篇》：「五味所入，酸入肝，辛入肺，苦入心，鹹入腎，甘入脾。」而《彭祖攝生養性論》中強調：「五味不得偏耽，酸多傷脾，苦多傷肺，辛多傷肝，甘多傷腎，鹹多傷心。」說明五味適量對五臟有補益作用，過量則會打亂人體平衡，對臟器造成損傷。

五味之中，辛味與「陰」關係最大，因為辛味最容易傷陰。大多數人認為

5 五味之外，還有淡味及澀味。淡味能滲、能利，即具有滲溼利小便的作用。由於《神農本草經》沒有提到淡味，後世多宗五味之說，不言六味。澀味與酸味藥作用相似，也有收斂作用，故本草文獻常以酸味代表澀味功效，或與酸味並列來標明藥性。

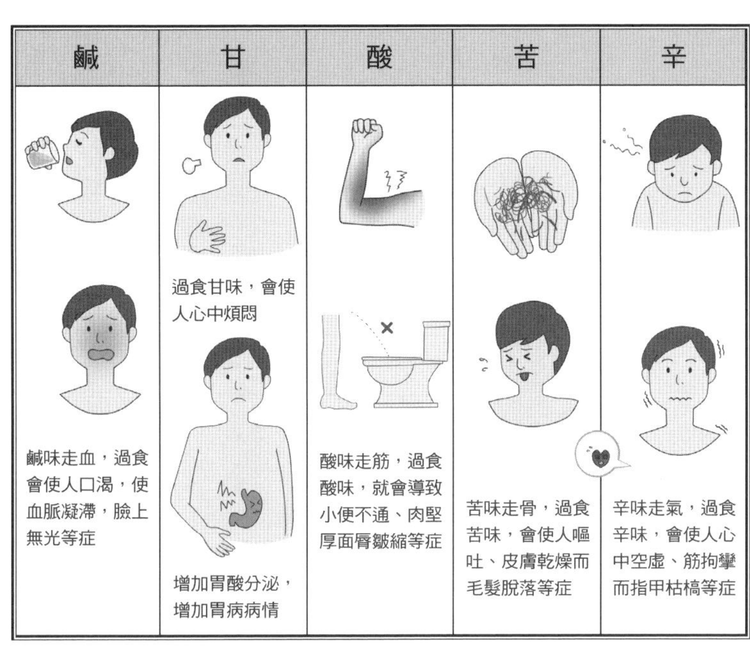

鹹	甘	酸	苦	辛
鹹味走血，過食會使人口渴，使血脈凝滯，臉上無光等症	過食甘味，會使人心中煩悶 增加胃酸分泌，增加胃病病情	酸味走筋，過食酸味，就會導致小便不通、肉堅厚面脣皺縮等症	苦味走骨，過食苦味，會使人嘔吐、皮膚乾燥而毛髮脫落等症	辛味走氣，過食辛味，會使人心中空虛、筋拘攣而指甲枯槁等症

辛味指的就是辣椒，其實古人所謂的辛味是指薑、蔥、花椒一類的刺激性氣味，以及玫瑰花一類的芳香味。辛味宣散，祛散風寒，辛味食物吃多了會耗陰傷精，容易使人「上火」。此外，辛類的食物是走氣的，我們知道肺主氣，很多人一吃辣的食物就會打噴嚏、流鼻涕、流眼淚，所以中醫有「病在氣無多食辛」，也就是說如果肺部得了病，就不要吃太辛辣的食物。

如果說辛味是「陰」的對頭，那麼酸味就是「陰」的夥伴了。說起酸味，這不由得讓我們想起「望梅止渴」的故事，雖說望梅止渴是酸味所產生的特殊心理效應，但這也告訴我們酸味可以生津滋陰。中醫認為酸類的食物走筋走肝，主收斂，如果得了肝部疾病則要少吃酸，太收斂則肝氣不能生發。

至於甘味、苦味和鹹味，此類食物大都有滋陰的功效，但攝入不能太過，否則會起反作用，比方過食甘苦，會造成毛髮乾枯脫落；過食鹹味，臉就容易發黑。此外還要注意的是心臟有了毛病就不能吃苦，脾胃有了毛病不能吃甜，得了關節炎、骨質增生等疾病時也要少吃鹹。

辛酸味也好，苦甘鹹味也罷，適度食用可達到滋陰之效，五味過甚，就需要用中氣來調和，就會產生火氣。「火」來了自然要用「水」來滅，也就是用人體內的津液去火，津液少了陰必虧，疾病便上門。這也驗證了「人身之貴，父母遺體。為口傷身，滔滔皆是。人有此身，饑渴存興，乃作飲食，以遂其生。彼眷昧者，因縱口味，五味之過，疾病蜂起。」

《內經》知多少——

原文：陽為氣，陰為味。陰味出下竅；陽氣出上竅。味厚者為陰，薄為陰之陽。氣厚者為陽，薄為陽之陰。味厚則泄，薄則通。氣薄則發洩，厚則發熱。氣味辛甘發散為陽，酸苦湧泄為陰。

釋義：味屬於陰，所以趨向下竅，氣屬於陽，所以趨向上竅。味厚的屬純陰，味薄的屬於陰中之陽；氣厚的屬純陽，氣薄的屬於陽中之陰。味厚的有泄下的作用，味薄的有疏通的作用；氣薄的能向外發洩，氣厚的能助陽生熱。凡氣味辛甘而有發散功用的，屬於陽，氣味酸苦而有通泄功用的，屬於陰。

由「睡美人」談女人滋陰

「睡美人」是人們耳熟能詳、家喻戶曉的童話故事之一。或許是因為故事中的公主太美麗了，或許是人們經過實踐證明，總之，很多人認為，一個熱愛美麗的女人，應該是一個睡眠充足的女人。

其實，這其中的觀點並不是沒有道理和根據的。至於究竟如何，我們不妨從滋陰補血說起。

中醫把血液視為生命之海，是因為人體時刻都離不開它。《黃帝內經》裡說：血液和五臟都屬於陰。當人處於睡眠狀態的時候，肝得到血液營養，眼睛才能看到東西（肝開竅於目）；足部得到血液營養，才能正常行走；手掌得到血液營養，才能握物；手指得到血液營養，才能抓物……人體從臟腑到肢體各個層次的組織都離不開血液的滋養，血液是維持人體生命活動的基本物質。

足見，充足睡眠雖然是女人滋陰補血的一大重點，但究其本質，更值得我們關注的是，女人想要健康美麗必須懂得滋陰補血。

如果說生命是燭光，那麼血液就像蠟燭。當一根蠟燭的蠟油減少並且耗盡時，燭光將隨之變得微弱以致熄滅。人的生命也是一樣，隨著人體血液的消耗，生命也將枯萎。血液對人體正常的生命活動至關重要，是人生存下去的保證。所以，女性朋友平時要加強營養，多吃高品質的補血食物，要把滋陰補血提上日程。

名醫朱丹溪指出：「婦人以血為本，血屬陰，易於虧欠，非善調攝者不能保全也。」所以女人從初經那天開始，就面臨著血液虧損，陰精耗減的問題。在生育時更是如此，孩子在母親腹中完全依靠母親的血液餵養，整個孕期就是一個耗血失陰的過程。

從現在開始，女性朋友千萬不要經常熬夜或進行過多的夜生活，要保持充足的睡眠。當然，平時也應多吃些滋陰補血的食物，如菠菜、小米、蛋類、甘蔗、黑芝麻、豆漿、銀耳、百合等等。

《內經》知多少——

原文：臟者為陰，腑者為陽。肝、心、脾、肺、腎五臟皆為陰。人臥血歸於肝，肝受血而能視，足受血而能步，掌受血而能握，指受血而能攝。

釋義：臟屬陰，腑屬陽，肝、心、脾、肺、腎五臟都屬陰。當人睡眠時，血歸藏於肝，肝得血而濡養於目，則能視物；足得血之濡養，就能行走；手掌得血之濡，就能握物；手指得血之濡養就能拿取。

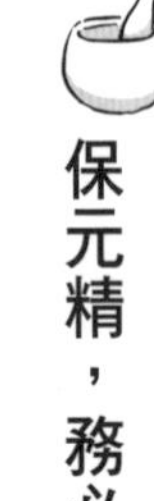

保元精，務必節制性生活

現代人的思想越來越開放，婚前同居已屢見不鮮。殊不知，這種開放的背後，卻隱藏著很多健康的危機。

中醫有句話叫「欲不可早」，就是說欲望是不可以過早開始。欲多就會損精，損精就會兩眼昏花、眼睛無神、肌體消瘦，還會牙齒脫落。

男耗精，女耗血。過早開始性生活，對女子來說就會傷血，對男子來說就會傷精，這樣將來對身體的傷害都是很大的。為此朱丹溪告誡大家一定要理性調控自己的身體，同時也要控制住自己的情欲，要懂得保養身體的元氣，避免陰精過分流失。否則就會因為欲念而耗散了精，喪掉了真陽元氣。

另一方面，我們要注意四季和時辰。

春天是人的生殖機能、內分泌機能都相對旺盛的時節，性欲相對高漲，這時適當的性生活有助人體氣血調暢，對身體是健康的。到了夏季，身體處於高消耗的狀態，房事應適當減少。而秋季，萬物肅殺，房事就該開始收斂，以保精固神，蓄養精氣。到了冬天，「冬不潛藏，來年必虛」，冬季更應節制房事，以保養腎陽之氣，避免耗傷精血。

行房時間不可選擇早上，以晚上十點為最佳。在戌時，心已經很愉悅了，那麼下一步就是要讓肉體也能夠喜悅，我們中國人講究身心不二，一個人的心喜悅了，他的身體也要喜悅，所以這個時候，人體就進入一個男女陰陽和合的時期。

另一方面，我們要注意情緒及習慣。

酒醉不能行房，因為這樣容易傷肝，同時也會導致男子的精子減少；陽痿之後不可透過服用壯陽藥來行房，因為這是提前調元氣上來，元氣一空，人就會暴死。

人在情感不穩定的時候，尤其是悲、思、驚、恐的情緒過重的時候不能行房，否則容易傷及內臟，損耗陰精，還可能因此患病。

總之，人的精氣是有定量的，在長年累月折騰之下必然大量損耗，也許在三年五載之內難以感覺到身體有什麼大變化，然而一旦發病，想要恢復就很困難了。

《內經》知多少——

原文：夫精者，身之本也。故藏於精者，春不病溫度。醉以入房，以欲竭其精，以耗散其真。

釋義：精，是人體的根本，所以陰精內藏而不妄泄，春天就不會得溫熱病。醉酒行房，因恣情縱欲，容易導致陰精竭絕。

第二章　陽來則物生，增一分陽氣多一分壽祿

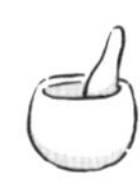

養生須養陽，沒病才是神仙

眾所周知，世間有生命的萬物都離不開陽光的照耀。人體也是一樣，在人體這個設計精密的小宇宙，同樣需要陽氣的溫煦才能充滿鮮活的生命力。

《黃帝內經》載道：「陽氣者，若天與日，失其所則折壽而不彰。」明代著名醫學家張景嶽也注曰：「生殺之道，陰陽而已。陽來則物生，陽去則物死。」也就是說，人的生命繫於「陽氣」，只有固護陽氣，才能百病不生，才能擁有鮮活的生命力。而我們養生的重點就在於養護身體內的陽氣。

人體內的陽氣在中醫又叫「衛陽」或「衛氣」，這裡的「衛」就是保衛的意思，陽氣是人體的衛士，它能夠抵制外邪，保衛人體的安全。人生活在天地之間，「六淫邪氣」即大自然中的風、寒、暑、濕、燥、火，時時都威脅著我

們的健康，但是為什麼有的人很容易生病呢？例如流行性感冒，有的人總是在「趕流行」，有的人卻安然無恙，區別就在於他們體內的陽氣充足與否。容易生病的人，體內陽氣不足，病邪容易侵入人體，而體內陽氣充足的人能夠抵擋外邪的入侵。所以，那些身患各種疑難雜病、重病或慢性病的人，基本上都是衛陽不固、腠理不密的，以致外來的各種邪氣陸續占領人體，並且日積月累而成。

導致疾病的原因除去自然界的六淫邪氣，還有人體內部的七情，即喜、怒、憂、思、悲、恐、驚這七種情緒。人的情緒就是在陽氣不足的情況下起伏最大，陽氣充足的人通常比較樂觀、通達；陽氣不足的人則容易悲觀絕望。所以，養好陽氣，人的情緒也會慢慢好起來，整個人充滿精神與活力，如此一來，七情過度而導致的疾病也就離我們遠去了。

陽氣就像天上的太陽一樣，給大自然光明和溫暖，失去陽氣，萬物便不能生存，而如果人體沒有陽氣，體內就失去了新陳代謝的活力，不能供給能量和熱量，生命就會停止。所以，養生必須養陽。

《內經》知多少——

原文：陽氣者，若天與日，失其所，則折壽而不彰。故天運當以日光明。是故陽因而上衛外者也。

釋義：人身的陽氣，如同天上的太陽一樣重要，假若陽氣失去了正常的位次而不能發揮其重要作用，人就會減損壽命或夭折，生命機能亦暗弱不足。所以天體的正常運行，是因太陽的光明普照而顯現出來，而人的陽氣也應在上在外，以達到保護身體，抵禦外邪的作用。

陽氣不能隨隨便便地補

現代人不健康的生活方式，如生活節奏快、競爭激烈、心理壓力大、熬夜等，以及環境污染嚴重等因素都是導致氣不足的罪魁禍首。人體正氣虛衰，衛外不固，免疫功能低下，抗邪無力，可導致多種疾病的發生。比方人體感受風寒之邪，抗病無力，免疫功能調節低下之時，就容易引起感冒、肺炎、病毒性肝炎、日本腦炎等傳染性疾病。機體免疫缺陷更有可能引起各種癌症、愛滋病等免疫低下疾病。

當人體出現陽氣不足的症狀，除了調整生活方式之外，就是要補氣，以使正氣充足旺盛。補氣的方法很多，食補、藥補、運動、調情志等都可以達到補氣的作用。但是，在這裡要提醒大家的是，當你氣不足的時候，千萬不能盲目補氣，否則不但不會達到補氣的目的，還會影響身體健康。

陽氣是人生命的本源，陽氣充盛，才能防病健身，延年長壽；另一方面，陽氣不足有很多種情況。更重要的是，這裡還牽扯到血的問題。血具有營養和滋潤全身的作用，血又是神經活動的物質基礎。中醫認為「氣為血之帥，血為氣之母」。所以，如果你出現氣不足的症狀，很有可能是血不足造成的。血虛無以載氣，氣則無所歸，故臨床常見氣血兩虛的病症。如果真是因為血不足，就需要先補血，否則成了乾燒器皿，把內臟燒壞；如果是因為瘀滯不通，則可以增加氣血，使得血氣同補。這樣才能達到補氣的作用。

氣血雙補可以食用補血、補氣的食物、藥物慢慢調養，切不可操之過急。

常用的食物有豬肉、豬肚、牛肉、雞肉等，常與之相配伍的中藥有黨參、黃耆、當歸、熟地黃等。不過，使用中藥要聽從中醫師、藥師的意見與建議，因不同的氣血損益情況，補氣血所需要的藥材配伍及劑量都是不一樣的。

《內經》知多少——

原文：故邪之所在，皆為不足。故上氣不足，腦為之不滿，耳為之苦鳴，頭為之苦傾，目為之眩。中氣不足，溲便為之變，腸為之苦鳴。下氣不足，則乃為痿厥心挽。補足外踝下留之。

釋義：邪氣能侵入這些部位，都是由於正氣不足所引起的。凡是上焦氣不足的病證，就會使腦髓不充，有空虛之感，耳鳴，頭部支撐無力而低垂，雙目暈眩；中焦氣不足，則二便不調，腸中鳴響；下焦氣不足，則兩足微弱無力而厥冷，心中窒悶。

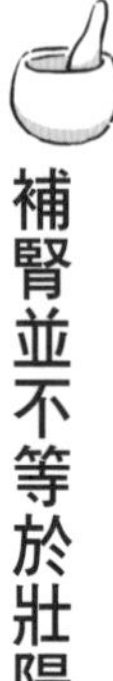

補腎並不等於壯陽

無論是營養品的促銷，還是養生保健的宣傳，「補腎壯陽」的字樣屢見不鮮。人們之所以總是把補腎作為壯陽的前提，主要是因為在中醫理論「腎為身之陽」。以為腎虛就會性功能不好，吃了補腎藥就能補腎壯陽。

然而，壯陽其實並沒有那麼簡單。《黃帝內經》指出，腎不僅僅是一個有形的臟器，而是腎臟與其相關的一系列功能活動的總稱，倒如人的精神、骨骼、頭髮、牙齒等的病理變化都可能與腎有密切關係，其範圍較西醫更廣。

腎的精氣從作用來說，可分為腎陰、腎陽兩方面，腎陰與腎陽相互依存、相互制約，維持人體的動態平衡。當這一個平衡遭到破壞，就會出現腎陰、腎陽偏衰或偏盛的病理變化。

臨床上，腎陰虛比陽虛更為常見，腎陽虛的表現是面色蒼白或面色黑中帶黃，腰膝痠冷，四肢發涼，精神疲倦，渾身乏力，陽痿早洩，便不成形或尿頻、清長，夜尿多，舌淡苔白，五更瀉等；而腎陰虛的表現是面色發紅，腰膝痠軟而痛，眩暈耳鳴，齒鬆髮脫，遺精、早洩，失眠健忘，口咽乾燥，煩躁，動則汗出，午後顴紅，形體消瘦，小便黃少，舌紅少苔或無苔。在治療和自我調養保健時必須對症進行，才能產生應有的效果。

引起腎虛的原因很多，但常見的原因還是房事過頻、遺泄無度所致。房事的頻度因人而異。一般來說，以房事後第二天身體不發累、心情舒暢為合適。從年齡上看，青年夫婦每週二～三次，中年夫婦一～二次為宜。因此，日常護腎必須注意性生活要適度，不勉強，不放縱。

在飲食方面，感到無力疲乏時可以多吃富含鐵質及蛋白質的食物，如木耳、紅棗、烏骨雞等；消化不良者可以多喝優酪乳，吃山楂。

經常進行腰部活動也能達到護腎強腎的作用。此外，充足的睡眠也是恢復精氣神的重要保障，工作再緊張，家裡的煩心事再多，也要按時休息。

《內經》知多少——

原文：邪之所湊，其氣必虛；陰虛者，陽必湊之。故少氣時熱而汗出也。

釋義：邪氣之所以能夠侵犯人體，是由於其正氣先虛。腎臟屬陰，風邪屬陽。腎陰不足，風陽便乘虛侵入，所以呼吸少氣，時時發熱而汗出。

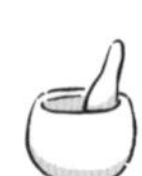

養好骨氣，讓陽氣照耀全身

平時，我們常能聽到「骨氣」這個詞，但很少有人將它與中醫養生作連結。

在中醫理論中，「氣」是構成人體，維持延續各種生命活動的基本物質，它來源於攝入的食物養分以及吸入的清氣，其作用是維持身體各種生理功能。所以，血有血氣，腎有腎氣，那麼骨自然也有骨氣。

由於骨氣的存在，才能促使骨骼完成生血與防護的功能，人死後，雖然骨骼還在，但骨氣已經沒了。同樣的道理，許多老年人正是因為骨氣減弱，才會容易受傷。這也是為何很多養生人士指出，健康的首要任務就是養骨，養骨實際上也是在養骨氣。

俗話說「久立傷骨」，一個姿勢站立久了，要尋找機會活動活動，或者找個地方坐下來休息一會兒，尤其是長期從事站立工作的人，如老師、護理人員、空姐、專櫃小姐、理髮師等，更要注意身體調節，否則每天要站立數小時，下班之後筋疲力盡、腰痠腿痛，容易發生駝背、腰肌勞損、下肢靜脈曲張等。以下是日常生活一些養骨的建議：

首先，盡量調節工作時間，或與其他體位的工作穿插進行，比方站立二小時，其他體位工作二小時，也可以工作二小時之後休息幾分鐘。久站型態的工作者，可膝蓋微微彎曲，放鬆繃緊的膝蓋，每隔5～10分鐘，左右腳輪換，重心不要一直擺在某個膝蓋或某隻腳上，或者每隔半小時至一小時，活動一下頸、背、腰等部位，至少要讓這些部位的肌肉做繃緊—放鬆—繃緊的動作，每次幾分鐘。

其次，長期站立工作者，應穿矮跟鞋或休閒鞋，以便使全腳掌的受力平均，減輕疲勞。平底鞋腳掌用力不均，高跟鞋腿部用力過大，很快都會引起腳部的疲勞不適。

最後，長期站立工作時可於工作休息時間簡單地活動雙腳，方法如下：原地踏步3分鐘，提起雙足跟，放下，再提起，或者左右足跟輪流提起，放下，每次3分鐘。提起腳尖，讓腳跟著地，雙腳輪流進行，每次3分鐘。輪流屈伸膝關節，也可同時屈膝下蹲，雙上臂向前抬平，然後復原，每次3分鐘左右。

《內經》知多少——

原文：聖人陳陰陽，筋脈和同，骨髓堅固，氣血皆從。如是則內外調和，邪不能害，耳目聰明，氣立如故。

釋義：聖人使陰陽平衡，無所偏勝，進而達到筋脈調和，骨髓堅固，血氣暢順。這樣，則會內外調和，邪氣不能侵害，耳目聰明，氣機正常運行。

第三章　陰平陽祕，養足你的精氣神

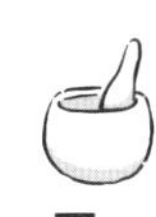

只有陽不生，獨有陰不長

《黃帝內經》指出，世界萬物孤陽不生，獨陰不長。人要想養生長壽，必須懂得陰陽之道，兩者缺一不可，要相互平衡，也就是所謂的「陰平陽祕」。具體來說，包括以下幾點：

1. 陰陽是對立、制約的

對立，就是說兩者性質相反，是死對頭，如天為陽、地為陰；白天為陽、黑夜為陰；上為陽、下為陰；熱為陽、寒為陰等。任何事物，都是對立存在宇宙之間的，但是，事物的陰陽屬性不是絕對的，而是相對的，必須根據互相比較的條件而定。就人體而言，體表為陽，內臟為陰；就內臟而言，六腑屬陽，五臟為陰；就五臟而言，心肺在上屬陽、肝腎在下屬陰；就腎而言，腎所藏之「精」為陰，腎的「命門之火」屬陽。由此可見，事物的陰陽屬性是相對的。

制約，就是說由於兩方對立，就可以相互牽制、約束對方。例如草原上的兔子，如果沒有狼來制約，那麼當兔子無限繁殖下去，遲早會把草原上的草全吃光，然而沒有兔子，狼也就不能存活下來。

2. 陰陽存在消長和平衡

陰陽雙方是在永恆地運動之中變化著，不可能雙方的力量每時每刻都完全對等，因此會不斷出現「陰消陽長」與「陽消陰長」的現象，這是一切事物運動發展和變化的過程。例如：四季氣候變化，從冬至春至夏，由寒逐漸變熱，是一個「陰消陽長」的過程；由夏至秋至冬，由熱逐漸變寒，又是一個「陽消陰長」的過程。由於四季氣候陰陽消長，所以才會有寒熱溫涼的變化。萬物才能生長收藏。如果氣候出現了反常變化，就會造成災害。

平衡，是指以上的你消我長，在全過程來看，總體的力量是平衡的。比方一天晝夜，在正午時分，太陽當空，是光明（陽）的成分最多而黑暗（陰）的成分最少的時候，但正午一過，黑暗的成分就開始慢慢增長，而光明的成分慢慢減少，等到黃昏太陽西斜，則黑暗和光明的成分基本相當了，再往後夜晚降臨，黑暗處於優勢，到子夜黑暗的成分到達頂點，而光明的成分降到最低；但隨後，光明的成分又開始增長而黑暗的成分開始減退，到早晨光明又超過了黑暗：一整天，光明和黑暗就這樣你消我長，但總體來看，兩者的力量基本是相當的，也就是說是平衡的。

3. 陰陽是互根和可以轉化的

中醫認為「陽根於陰，陰根於陽」，這就像老子說的「禍兮福所倚，福兮禍所伏」，再黑的夜也有星光，太陽當空也會有陰影，再寒冷的冬天也有陽光下的一些暖意，再炎熱的夏天也有風吹過的清涼一樣，陰陽是互根的，沒有陰，也就談不上有陽。如果單獨的有陰無陽，或者有陽無陰，則一切都歸於靜止寂滅了。

由於陰陽互根，在條件轉變時，事物總體的陰陽屬性就可以互相轉化。《素問》提到「重陰必陽，重陽必陰」、「寒極生熱」，「熱極生寒」，正如夏天炎熱到了極點，就會開始轉為涼爽，向秋天過渡；冬天三九嚴寒之後，春天就將來到。可見，陰陽互根與轉化從另一個側面說明了陰陽的消長平衡。

《內經》知多少——

原文：凡陰陽之要，陽密乃固，兩者不和，若春無秋，若冬無夏。因而和之，是謂聖度。

釋義：大凡陰陽的關鍵，以陽氣的緻密最為重要。陽氣緻密，陰氣就能固守於內。陰陽二者不協調，就像一年之中，只有春天而沒有秋天，只有冬天而沒有夏天一樣。因此，陰陽的協調配合，相互為用，是維持正常生理狀態的最高標準。

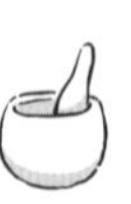

病有陰陽之分，防治各有方略

《黃帝內經》告訴我們，天地有陰陽之分，人體有陰陽之分，疾病同樣也

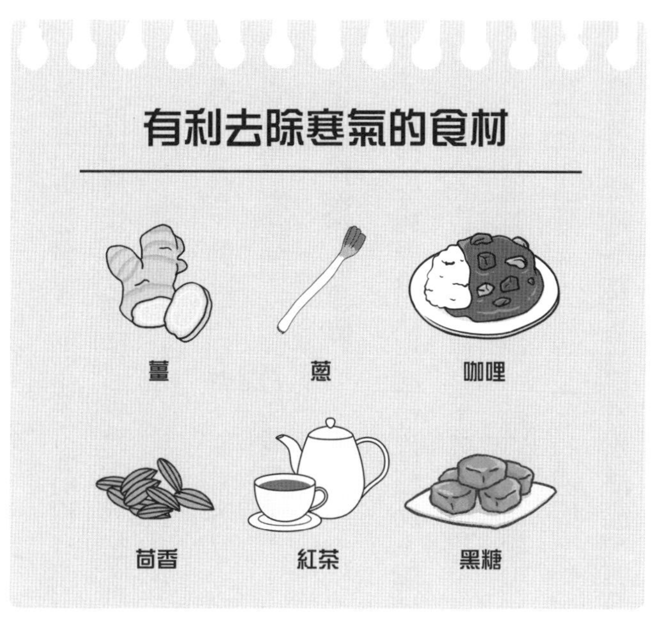

有陰陽之分。所以，陰性疾病和陽性疾病的發病原因不同、症狀不同，防治也應該有所不同。

1. 陰性疾病的預防

陰性疾病一般發病慢，治療也比較慢，需要經過長期的調理才能痊癒。這種病主要由寒氣引起，而寒氣主要是從腰腿以下侵入人體，人在受到寒氣侵襲的時候，就會肢體蜷縮，以及手腳僵硬，伸屈不暢。

根據陰性疾病的起因，其預防應著眼於保暖人體的下半部，尤其是腳部，所以說「人老從腳而始」。從現在醫學來看，天冷時，人的胃腸消化功能就會比較脆弱，同樣食物在低溫環境下也比較容易變涼，因此一些原來就患有腸胃疾病的人，症狀會變得多發而更加嚴重。即使是以前沒有腸胃疾病的人，這時候也很容易免疫力低下，胃痛發作，或者腰部受涼，導致腰肌勞損、腰椎間盤突出等。

所以，預防陰性疾病首先要注意保暖，每天用熱水泡腳，然後用手指搓揉腳跟、腳掌、腳趾和腳背，非常容易手腳冰涼的人或者關節炎患者，還可以在睡覺時將腳墊高，以改善血液循環。

2. 陽性疾病的預防

陽性疾病與陰性疾病恰恰相反，陽性疾病往往屬於急性病，發病快，治癒也比較快。這種病主要是由熱氣引起，而熱氣多是透過人體的上半部而侵入人體的，表現為肢體舒張、腫脹、活動遲緩、筋骨不適等症狀。所以，夏天應該注意讓頭部降溫，保持頭部的清醒。特別是高溫天氣運動或工作之後，頭部血管擴張，一定不要立刻用冷水沖洗，否則可能會引發顱內血管功能異常，出現頭暈、眼黑、嘔吐等症狀，嚴重的話，還可能導致顱內大出血，而是應該及時用熱毛巾擦汗，促進皮膚透氣。

中醫認為，人體就像自然界，無論體內陰氣過盛，還是陽氣過盛，都會導致疾病，所以想要健康，陰陽調和就非常重要。應該把人體的陰陽調和當作一個重要的養生法則，堅持合理的生活習慣，調攝精神、飲食、起居、運動等各方面，這樣才能強身健體、預防百病。

《內經》知多少——

原文：審其陰陽，以別柔剛。陽病治陰，陰病治陽。定其血氣，各守其鄉。血實宜決之，氣虛宜掣引之。

釋義：觀察病是陰性還是陽性，以辨別其剛柔，陽病應當治陰，陰病應當治陽；確定病邪在氣在血，更防其血病再傷及氣，氣病再傷及血，所以血適宜用瀉血法，氣虛宜用導引法。

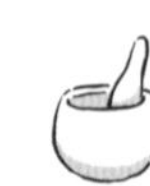

亞健康，是身體輕度陰陽失衡

「亞健康」這個概念近年來越來越受到關注。那麼，什麼樣的身體狀態是亞健康呢？按照醫學界的說法，亞健康是「介於健康與疾病之間的一種生理功能低下的狀態」。因為其表現複雜多樣，現在國際上還沒有一個具體的標準化診斷標準。

一般來說，如果沒有什麼明顯的病症，但又長時間有失眠、乏力、無食欲、易疲勞、心悸，抵抗力差、易激怒、經常性感冒或口腔潰瘍、便秘等等不適症狀，代表亞健康已經向你發出警報。處在高度緊張工作、學習狀態的人應當特別注意這些症狀。

亞健康狀態下，人體雖然沒有發病，但身體或器官已經有危害因子或危害因素存在了，這些危害因子或危害因素，就像是埋伏在人體的定時炸彈，隨時可能爆炸；或是潛伏在身體內的毒瘤，緩慢地侵害著身體，如果不及時清除，就可能導致發病。

其實，亞健康和疾病都屬於人體內部陰陽失衡的狀態，只不過亞健康是輕度陰陽失衡，而疾病是重度的陰陽失衡。但是，如果身體內的「陰陽」長期處於不平衡狀態，就會從量變發展到質變，也就是說身體就會從亞健康狀態轉化成生病的狀態，這時候要再加以調治，就有一定的難度了。

《黃帝內經》提到「正氣存內，邪不可干。邪之所湊，其氣必虛。」也就是說，在正常的狀態下，如果陰陽處在一個平衡的狀態，即使遇見了大風大雨異常的氣候變化，也不會得病。但如果外受風、寒、暑、濕、燥、火，內受喜、怒、憂、思、悲、恐、驚，使得人體自身的正常狀態被打破，這些伺機而動的致病因子就可能從十個變成百個，百個變成千個……當它達到一定數量時，就可能侵害人體的健康，而此時人體如果正處於亞健康狀況，防禦機制低沒辦法抵抗，自然就會生病了。

所以，當我們發現自己處於亞健康狀態，就一定要及時調整自己的陰陽平衡，使身體恢復到健康狀態，才能防止疾病的發生。

《內經》知多少——

原文：邪之所湊，其氣必虛；陰虛者，陽必湊之。故少氣時熱而汗出也。小便黃者，少腹中有熱也。不能正偃者，胃中不和也。

釋義：邪氣之所以能夠侵犯人體，是由於其正氣先虛。腎臟屬陰，風邪屬陽。腎陰不足，風陽便乘虛侵入，所以呼吸少氣，時時發熱而汗出。小便色黃，是因為腹中有熱。不能仰臥，是以內水氣上乘於胃，而胃中不和。

食補陰陽，讓你越活越有精神

《黃帝內經》中提到，上古時代的真人，掌握天地陰陽變化的規律，養好了精氣神，進而與天地同壽。而且在〈靈樞·本藏篇〉還說道：「人之血氣精神者，所以養生而周於性命者也。」即人體血氣精神的相互為用，是奉養形體，維護生命的根本。足見，精氣神在人的生命中具有極其重要的地位。那麼，到底什麼是精氣神呢？

「精」就是食物的精華，說明養生首要在於良好的飲食，充沛的營養；「氣」可以當做是外在之氣，如地氣、清氣等，代表人們生存的外在環境，氣還可以當做是人體的元氣；而「神」則代表了人的思想、心靈、精神和靈魂及其表現。精氣神三者，是構成中國傳統養生和生命學說的重要部分。

中醫有「精脫者死」、「氣脫者死」、「失神者亦死」的說法，旨在說明「精氣神」是人體生命存亡的關鍵所在。只要人能保持精足、氣充、神全，自然會祛病延年。因此，我們必須養護自己的精氣神，至於具體的方法有很多種，其中食補是極為重要的一環。

所謂「食補」，就是根據身體的需要，調整膳食結構，營養均衡攝取。注重蛋白質、碳水化合物、脂肪、礦物質、維生素、水、膳食纖維等營養素的比例，糧食、蔬果和動物性食物的合理搭配。「五穀宜為養，失豆則不良，五畜適為益，過則害非淺，五菜常為充，新鮮綠黃紅，五果當為助，力求少而數，氣味合則服，尤當忌偏獨，飲食貴有節，切切勿使過。」這是古人對傳統膳食結構的精闢論述。

此外，膳食應結合四時氣候、環境等情況，做出適當的調整。例如，夏季暑熱兼濕，肌腠開泄，出汗亦多，因此，炎暑之季，宜食甘寒、利濕清暑、少油之品，如西瓜、冬瓜、香瓜等，常飲綠豆湯等。盛夏季節，平素為陽虛體質，常服人參、鹿茸、附子等溫補之品的人，也應減少服用或暫停服用。

總之，食補的根本目的，就是調養人體的精氣神，最終達到精氣神的協調及圓滿，使身心得到健康，成就養生的最高境界。

《內經》知多少——

原文：上古有真人者，提挈天地，把握陰陽，呼吸精氣，獨立守神，肌肉若一，故能壽敝天地，無有終時，此其道生。

釋義：上古時代有稱為真人的人，掌握了天地陰陽變化的規律，能夠調節呼吸，吸收精純的清氣，超然獨處，令精神守持於內，鍛鍊身體，使筋骨肌肉與整個身體達到高度的協調，所以他的壽命同於天地而沒有終了的時候，這是他修道養生的結果。

第三篇　循五行生剋，養好五臟六腑

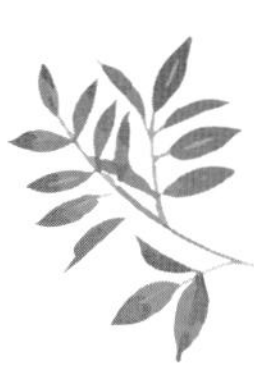

五行生剋是關係人類健康與否，乃至生死的紀律，它博大精深，窮天究地。可是，如果有人問這條紀律究竟是如何影響我們的養生，應該沒有幾個人能準確且具體回答，因為太深奧了。《黃帝內經》這本健康聖經用非常具體的語言，從五行與臟腑關係的角度，為我們描繪了一幅美麗、活潑的生命圖像。

第一章　身體就像一個國家，五臟六腑各為官

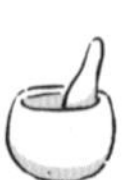

認識身體裡的五位大官——五臟

《黃帝內經》把人體比作一個國家，而我們的五臟六腑就是這個國家的十二位官員。我們先來認識一下合稱五臟的心、肝、脾、肺、腎五位大官。

1. 心為「君主之官」

《黃帝內經》是這樣描述心的：「心者，君主之官。神明出焉。故主明則下安，主不明，則十二官危。」君主，是古代國家元首的稱謂，是一個國家的最高統治者，是全體國民的主宰者，有高於一切的意思。

「神明」指精神、思維、意識活動及這些活動所反映的聰明智慧，它們都是由心主持的。心主神明的功能正常，則精神健旺，神志清楚；反之，則神志

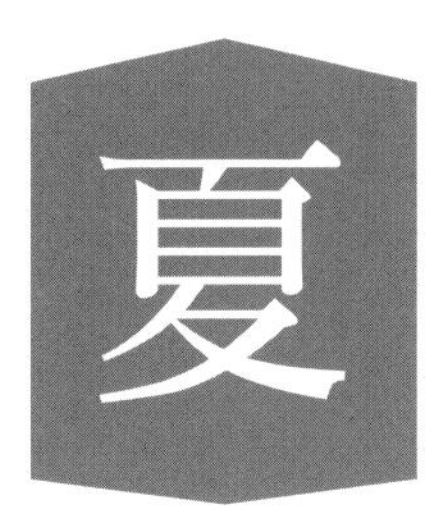

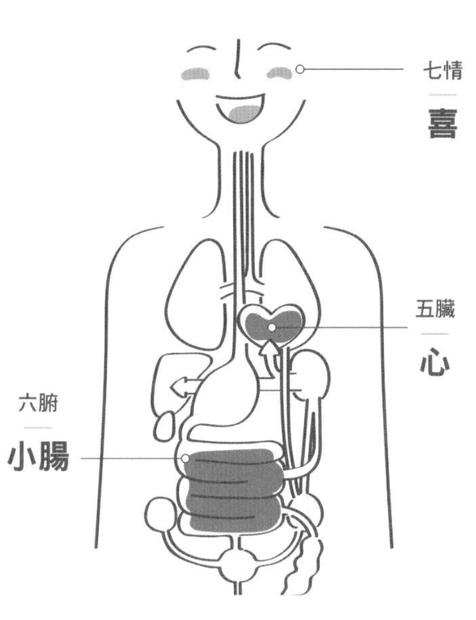

五行：火　　顏色：紅
五味：苦味　開竅：舌

心臟失和，有什麼表現？
心病主要表現在血脈運行障礙及神誌異常等方面，出現面色青黑或面白、驚悸、怔忡、胸痛、心煩、失眠、健忘、驚恐、神昏、癲狂等表現。

異常，出現驚悸、健忘、失眠、癲狂等症候，也可引起其他臟腑的功能紊亂。另外，心主神明也說明，心是人生命活動的主宰，統帥各個臟器，使之相互協調，共同完成各種複雜的生理活動，以維持人體的生命活動。如果心發生病變，則其他臟腑的生理活動也會出現紊亂而產生各種疾病。因此，以君主之官比喻心的重要地位是一點也不為過。

2. 肝為「將軍之官」

肝為「將軍之官」，對人體健康具有統領全域的重要意義。它的

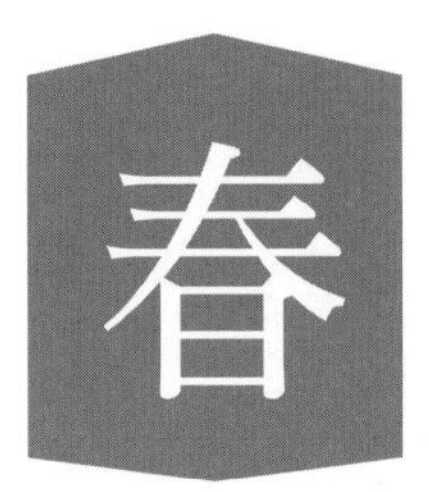

五行：木　　顏色：青
五味：酸味　開竅：目

肝臟失和，有什麼表現？

肝的病變主要表現在疏泄失常，肝不藏血，運動異常等方面，可出現面見青色，胸脅脹滿、疼痛，情志活動異常、頭暈目眩、手足抽搐、筋脈痙攣、視力減退、疝氣、月經不調、睪丸脹痛等症。

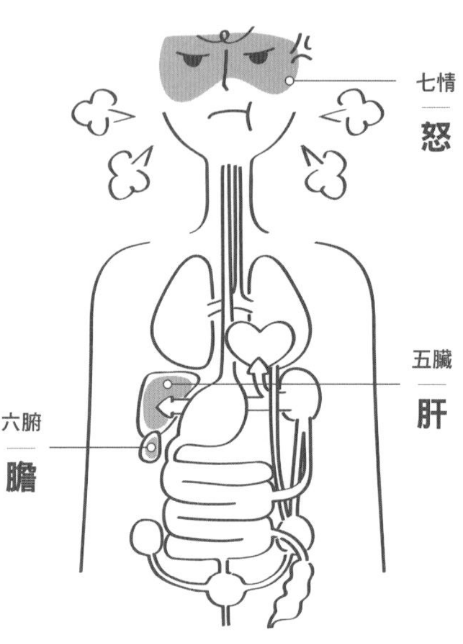

位置在東邊，就像春天，所以肝臟主生發。中醫理論認為，肝主要有兩大功能，即主藏血和主疏泄。

肝主藏血，一部分是滋養肝臟自身，一部分是調節全身血量。如果滋養肝臟的血液不足，人就會感覺頭暈目眩、視力減退。肝調節血量的功能主要表現在：肝根據人體的不同狀態，分配全身血液至各部位。當人從安靜狀態轉為活動狀態時，肝就會將更多的血液運送到全身各組織器官，以供所需。當肝的藏血功能出現問題，就可能導致血液逆流外溢，並出現嘔血、衄血、月經過多、崩漏等病症。

肝主疏泄。疏泄，即傳輸、疏通、發洩。肝臟屬木，主生發。它把人體內部的氣機生發、疏泄出來，使氣息暢通無阻。氣機如果得不到疏泄，就是氣閉，氣閉就會引起很多病理變化，譬如出現水腫、瘀血、女子閉經等。如果肝氣鬱結，全身各組織器官必然長期供血不足，影響其生長和營運功能，這樣，體內毒素和產生的廢物不能排除，長期堆積在體內，就會發展成惡性腫瘤，也就是我們聞之色變的「癌」。此外，人的喜、怒、哀、樂等情緒的抒發也靠肝臟，易怒者會肝氣橫逆、肝陽上亢，就會導致肝臟功能失調。

3. 脾為「倉廩之官」

脾的功能主要在四個方面：主運化，主升清，主統血，主肌肉。

脾主運化，即可以運化水液，運化水穀，把吃進去的糧食、水穀精微營養的物質以及水液輸送給其他臟器，達到一個傳輸的作用。脾的這種傳輸作用對生命來說至關重要，這也是中醫把它稱為後天之本的原因。

脾主升清，把胃裡的食物進行消化，其中的精華透過脾的「升清」作用送到心肺而轉輸到全身，糟粕則被排出。脾和胃是互為表裡的，脾可以把清氣往

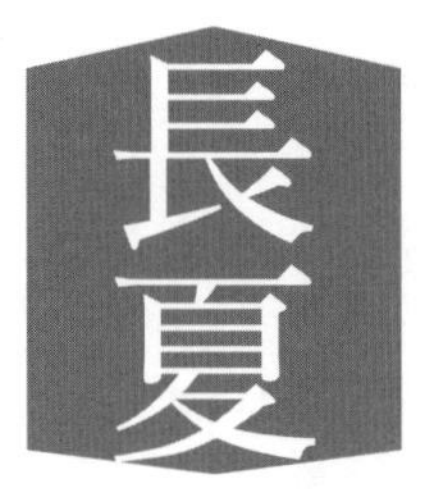

五行：土　顏色：黃
五味：甘味　開竅：口

脾臟失和，有什麼表現？
脾的病變主要是運化水穀、水液功能失常和統攝血液功能障礙，常見有飲食減少、厭食、疲倦乏力、腹脹腹痛、腸鳴下利、泄瀉便溏、身重、水腫、出血、嘔吐、噯氣、呃逆等症狀。

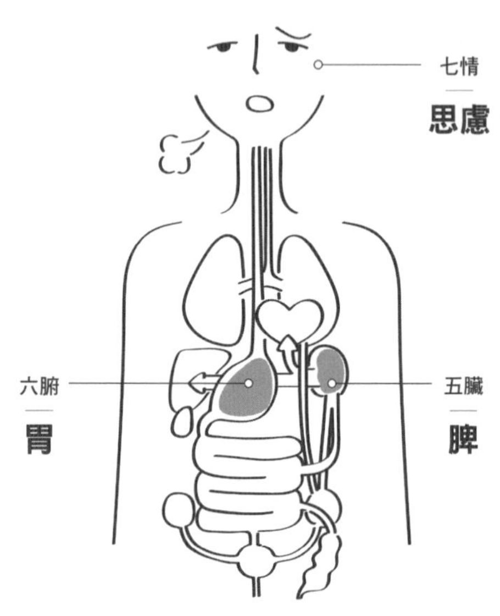

上升，而跟脾相對應的是胃，胃主降，脾主升，兩者共同維持運化升清、降濁的作用。如果升清的功能減弱了，脾氣就會往下降，導致胃下垂或脫肛。

脾主統血。肝藏血，心主血，而脾統血。血和這三臟的關係最為密切。脾是在中間，具有統領的作用。如果脾統血的功能不足，就會導致諸如血崩、血漏或尿血等疾病的發生。

脾主肌肉。肌肉是歸脾來主管的，肌肉的營養從脾的運化吸收而來。一般而言，脾氣健運，營養充足，則肌肉豐盈。如果脾有病，消

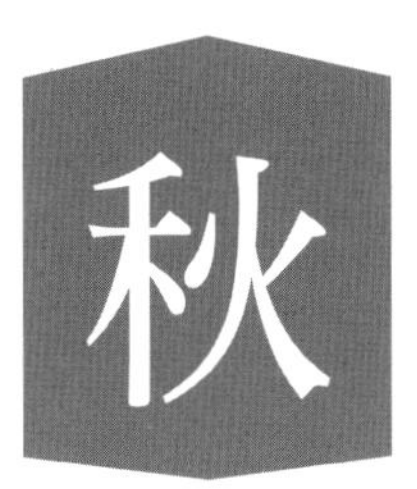

五行：金　顏色：白
五味：辛味　開竅：鼻

肺臟失和，有什麼表現？
肺的病證。主要表現為肺氣宣降失常，肺氣上逆；腠理不固，外邪易侵；水液輸布障礙等。常見噴嚏、流涕、咳嗽、咯痰，呼吸短促、氣喘、胸痛、咯血、皮膚瘙癢等症狀。

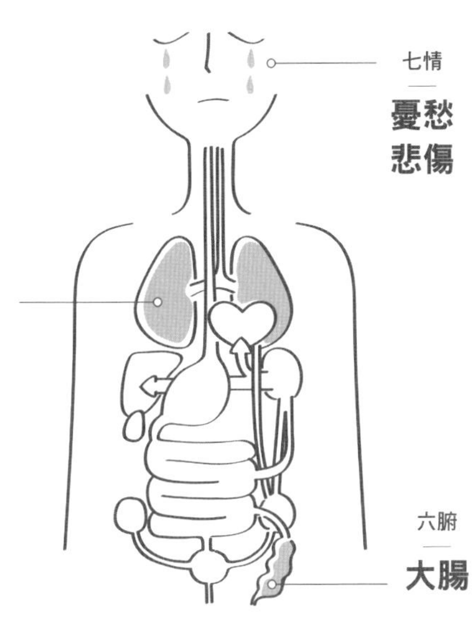

化吸收發生障礙，人往往就會逐漸消瘦。

4. 肺為「大宰相」

《黃帝內經》說：「肺者，相傅之官，治節出焉。」也就是說肺相當於一個王朝的宰相，臟腑情況它全知道，各臟腑的盛衰情況也必然在肺經上有所反應，中醫號脈其實就是在觀察肺經。肺主要有以下三大功能，即肺主氣、主肅降、主皮毛。

肺主氣。肺不僅是呼吸器官，還可以把呼吸之氣轉化為全身的一種正氣、清氣而輸布全身。《黃帝內經》提到「肺朝百脈，主治節」。百脈都朝向於肺，因為肺是皇帝之下，萬人之上，它是透過氣來調節治理全身的。

肺主肅降。肺居在西邊，就像秋天。秋風掃落葉，落葉簌簌而下。因此肺在人身當中，具有肅降的作用，即可以肅降人的氣機。

肺主皮毛。人全身表皮都有毛孔，毛孔又叫氣門，是氣出入的地方，都由肺直接來主管。呼吸主要是透過鼻子，所以肺又開竅於鼻。

5. 腎為「作強之官」

《黃帝內經》說：「腎者，作強之官，技巧出焉。」「作強之官」，「強」從弓，就是弓箭，要拉弓箭首先要有力氣。「強」就是特別有力，也就是腎氣足的表現，其實我們的力量都是從腎而來，腎氣足是人體力量的來源。腎的功能主要有三個方面：主藏精，主納氣，主骨生髓。

腎藏精。精分為先天之精和後天之精。腎主要是藏先天的精氣，另外腎還主管人的生殖之精，是主生殖能力和生育能力的，腎氣的強盛可以決定生殖能力的強弱，所以養腎是生命的根本。同時，腎主水，各種液體、水的東西都儲

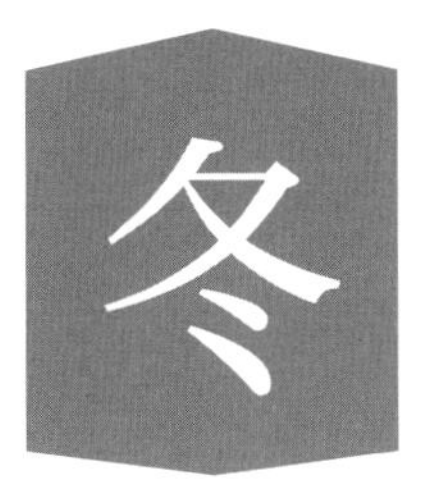

五行：水　　顏色：黑
五味：鹹味　開竅：耳

腎臟失和，有什麼表現？

腎中藏元陰、元陽，為臟腑功能活動之本。臨床表現多為面色黑，腰酸背痛，耳鳴耳聾，齒牙動搖，陽痿早泄，精少不育；女子則見經少經閉，不孕，水腫，咳喘，胸部滿悶，呼多吸少等症狀。

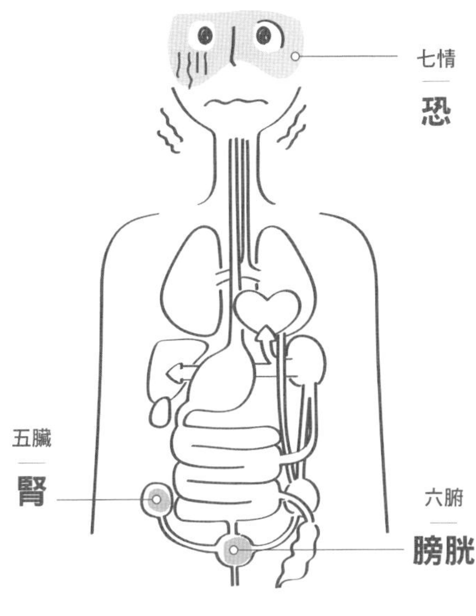

藏於腎，都由腎升發、運載。

腎納氣，也就是接收氣。氣是從口鼻吸入到肺，所以肺主氣。肺主的是呼氣，腎主的是納氣，肺所接收的氣最後都要下達到腎。

腎主骨生髓。腎主管骨頭的生長，生的是髓，《黃帝內經》中髓主要有三種：腦髓、骨髓、脊髓。因此牙齒也是一種骨頭，腎還主管牙齒，如果腎虛，則會導致牙齒早早掉落。

《內經》知多少——

原文：心者，君主之官也，神明出焉。肝者，將軍之官，謀慮出焉。脾胃者，食廩之官，五味出焉。肺者，相傅之官，治節出焉。腎者，作強之官，伎巧出焉。

釋義：心，主宰全身，是君主之官，人的精神意識思維活動都由此而出。肝，主怒，像將軍一樣的勇武，稱為將軍之官，謀略由此而出。脾和胃司飲食的受納和布化，是倉廩之官，五味的陰陽靠它們的作用而得以消化、吸收和運輸。肺，是相傅之官，猶如相傅輔佐著君主，因主一身之氣而調節全身的活動。腎，是作強之官，它能夠使人發揮氣力而產生各種技巧。

大腸是傳道之官，小腸是受盛之官

《黃帝內經》指出，在五臟六腑的十二個官之中，大腸是傳導的官，小腸是受盛的官。

之所以說大腸為傳導之官，是因為大腸接受由小腸分泌後剩下的食物殘渣，再吸收殘餘的水液，形成糞便，傳送至大腸末端，經肛門而排出體外。

說到大腸，我們還必須提到前面講過的肺。中醫裡一直說肺與大腸相表裡，就是肺為裡為妻，大腸為表為夫。肺的濁氣不能及時排出，會直接透過大腸排泄，肺功能弱了，體內毒素便會在大腸經淤積，所以就會出現臉上長痘痘、身上起濕疹等問題。遇到這種情況，就需要找大腸經進行調節。關於這一點，我們會在經絡篇詳細闡述。

接下來，我們來說說小腸。《黃帝內經》原文是這樣形容小腸的，「受盛之官，化物出焉。」究竟是什麼意思呢？受盛即接受或以器盛物的意思；化物，具有變化、消化、化生的意思。說得更具體些，就好像是國稅局，收了很多錢，然而，收了這麼多錢，國稅局自己不能花，必須上繳來回饋社會，於是受盛之後就有了化物出焉。因此，小腸的功能就是先吸收被脾胃腐熟後的食物精華，然後再把它分配給各個臟器。

中醫理論認為，小腸與心相為表裡。小腸接受由胃初步消化的飲食物，並對其作進一步消化，將水穀化為精微。小腸若功能異常，可導致消化吸收障礙，表現為腹脹、腹瀉、便溏等。生活中多種原因，可能引起小腸消化功能與吸收功能分別或同時減損，以致腸腔內一種或多種營養物質不能順利透過腸黏膜轉運進入組織，而從糞便中過量排泄，引起營養缺乏的一系列症候群，通常被稱為小腸吸收不良，臨床表現以慢性腹瀉、消瘦、乏力、腹脹、胃炎、貧血為特徵。

對於營養不良、失水等引起精氣虧虛的症狀相對比較突出者，要合理地安排工作和學習，作息有時。勞逸結合，注意防寒保暖，防止中暑受熱；適當進行身體的鍛鍊，如氣功、太極拳；根據胃腸消化吸收功能的病種性質，增加飲食營養，改善全身健康。食物以鬆軟可口、易消化為宜，瘦肉、鮮魚、豬肝、豆製品及燉至極爛的豬肚、蒸蛋花，均可食用。

《內經》知多少——

原文：大腸者，傳道之官，變化出焉。小腸者，受盛之官，化物出焉。

釋義：大腸是傳導之官，它能傳送食物的糟粕，使其變化為糞便排出體外。小腸是受盛之官，它承受胃中下行的食物而進一步分化清濁。

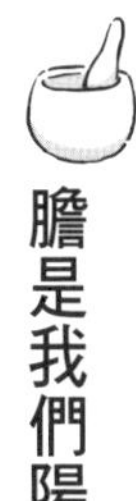

膽是我們陽氣生發的起點和動力

《黃帝內經》裡說：「膽者，中正之官，決斷出焉。凡十一臟，取決於膽也。」什麼是「中正」呢？左是陰右是陽，膽在中間，它是交通陰陽的樞紐，讓兩邊都不出問題。說得具體一些，膽就是一個剛直不阿的官，好比一個國家的司法部門，司法部門是決斷各種糾紛的部門，這種決斷力是需要膽識的，所以一個人的膽識大不大直接受制於膽的功能。

「凡十一臟，取決於膽也。」為什麼不取決於心，取決於肺，或取決於肝、腎、脾等其他臟腑呢？有關這個問題有許多爭論，也有許多解釋，更有眾多的懷疑。按一般人的想法應該是心臟第一，可是《黃帝內經》偏偏把膽提到

五畜、五穀、九竅、五味、五體等對應的五臟

五行	木	火	土	金	水
五臟	肝	火	脾	肺	腎
五色	青	赤	黃	白	黑
五畜	雞	羊	牛	馬	豬
五穀	麥	黍	稷	穀	豆
九竅	目	耳	口	鼻	二陰
五味	酸	苦	甘	辛	鹹
五體	筋	脈	肉	皮毛	骨

那麼高的位置。

中醫認為，膽是少陽之氣，膽又是春木，是人體一天當中陽氣生發的起點和動力。同時，人要生存下去，首先還必須有足夠的養分。沒有養分，小孩無法成長，沒有養分，成人活不下去，沒有養分，人體需要的血就造不出來，人體五臟六腑的氣機就不能升騰，甚至無法維持。

養分的來源主要就是人們每天的進食。人們吃了足夠的食物，雖然有牙齒的幫助、胃腸的蠕動，可是如果沒有膽囊疏泄的膽汁參與或膽汁分泌疏泄不足，我們人體是吸收不到足夠養分的。

膽功能的好壞影響到膽汁的分泌疏泄，

而膽汁的分泌疏泄又會影響到食物的分解，食物分解的好壞影響到食物營養成分的吸收與轉化，又直接影響到人體能量的補充供給，能量補充供給更是影響到其他臟腑的能量需求（五穀、五味、五畜、五禽、五色等入五臟）。

換言之，氣血上來以後，身體會根據所需造血原料的缺乏而選擇食物的種類。比方這一段時間喜歡吃甜食，過一段時間又想吃酸的，這一段時間喜歡吃肉類，過一段時間又想吃水果。這時我們可以適當多吃點想吃的，想吃就吃，因為身體需要這種東西，臟器如果沒有足夠的能量補給就會出現問題。

《內經》知多少——

原文：膽者，中正之官，決斷出焉。凡十一臟，取決於膽也。

釋義：膽，膽是一個剛直不阿的先鋒官，隨時準備採取行動。（其他）十一臟腑功能的發揮，都取決於膽氣的生發。

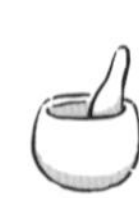

膀胱是州都官，三焦是決瀆官

《黃帝內經》裡說，膀胱是州都之官，三焦是決瀆之官。為什麼這麼說呢？

膀胱，又名淨府、水府、玉海，位於下腹部，是水液聚積之地。它有兩大特點：

第一，是人體水分瀉下之前停留的地方，水來土囤，所以有「州」之意；

第二，人體水分由火之氣化於此，如同大地清氣上升為雲，雲遇寒降下為水，完成天地相交。

總體來講，膀胱主要功能是儲存津液，經過氣化後排出小便。經常憋尿是一種不良習慣，會影響正常的規律性排尿功能，尿液滯留膀胱過久，會增加細菌生長繁殖的機會。所以若憋了一段時間的尿之後，除了儘快將膀胱排空，最好的方法就是再補充大量水分，強迫自己多上幾次小便，這對膀胱來說有沖洗作用，可以避免膀胱內細菌的增生。

關於三焦，《黃帝內經》是這樣說的：三焦是決瀆之官，能夠通行水道。

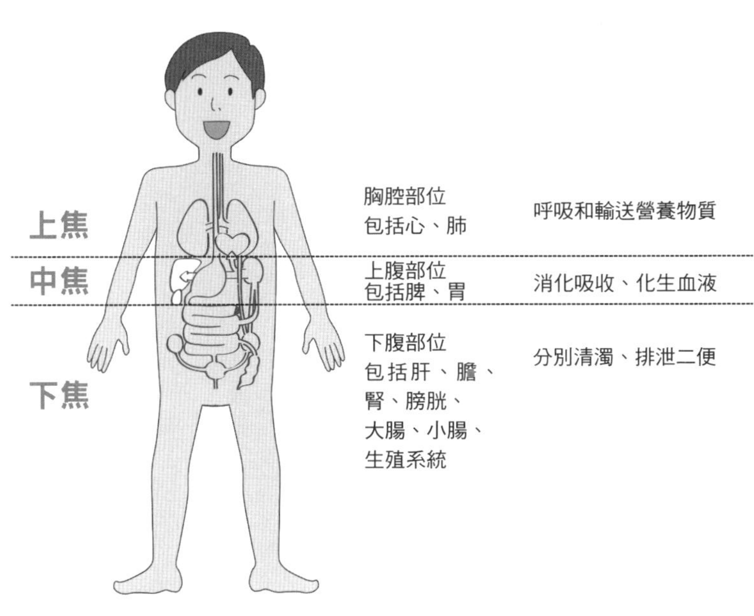

它就像是一場婚禮的司儀，一個工程的總指揮。它使得各個臟腑間能夠相互合作，步調一致，同心同德去為身體服務。對於它的具體形狀，現代有的醫家把它視同於淋巴系統、內分泌系統，以及組織間隙、微循環等，但都不能涵蓋三焦的實際功用。按中醫經典《黃帝內經》的解釋，三焦是調動運化人體元氣的器官。它更像是一個財務總管，負責合理分配使用全身的氣血和能量。

再說得清楚些，三焦就是裝載全部臟腑的大容器，也就是整個人的體腔。古人將三焦分為三部分：

上焦、中焦、下焦。上焦是指橫膈以上的部位，包括頭胸部、上肢和心肺兩臟，是以心肺之氣的「開發」和「宣化」，將氣、血、津液和水穀精微等若霧露之溉，布散於全身，為其主要生理特點，故稱「上焦如霧」。中焦是指橫膈以下，臍以上的上腹部，是以脾胃的運化水穀，化生精微，「泌糟粕，蒸津液」為其主要生理特點，故稱「中焦如漚」。下焦是臍以下的部位和有關臟器，如小腸、大腸、腎和膀胱等，其主要生理特點是傳化糟粕和尿液，故稱「下焦如瀆」。

《內經》知多少——

原文：三焦者，決瀆之官，水道出焉。膀胱者，州都之官，津液藏焉，氣化則能出矣。

釋義：三焦，是決瀆之官，它能夠通行水道。膀胱是州都之官，蓄藏津液，透過氣化作用，方能排出尿液。

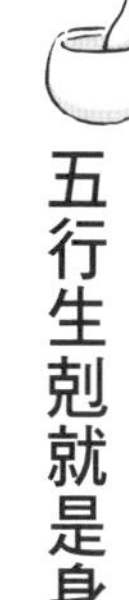

五行生剋就是身體的立國大法

在中醫理論中有這樣一種觀點，就是人體各系統固有的機能活動是一個動態平衡，在此平衡之下，人體本身存在著對外界環境的適應力、對損傷組織的修復力以及對各種疾病的抵抗和自癒能力。人體本身就是一個最和諧的靈體，它不需要任何外在的東西，只依靠自身的能力就可以達到和諧。那麼，人體內部的這種和諧存在是憑藉什麼來維持的呢？

《黃帝內經》把這一切歸結到臟器之間存在著相生相剋的密切關係，再依照各個臟器的特性對應到五行之中就得出：心屬火、肝屬木、脾屬土、肺屬金、腎屬水。同時，在五行學說中，木生火，火生土，土生金，金生水，水生木，而木剋土，土剋水，水剋火，火剋金，金剋木。

傳統中醫理論正是根據這種五行學說來指導臨床診斷和治療的。例如，木剋土，聯繫到五臟，肝屬木，脾屬土，那麼肝就可以抑制脾，所以中醫治療脾臟方面的疾病往往是肝脾共治，這也符合「扶土抑木」的原則。

在五行關係中，講究的是平衡，如果五臟的任何一個臟器的能力較其他臟器強或弱，就會破壞這種平衡。例如夏天天氣炎熱，自然容易產生心火太旺的症狀，但是冬天腎氣不足時，水剋不住火，也會造成心火太旺的症狀出現。所以心火旺的人冬季應該早睡晚起，做一些能力所及的運動，多曬太陽，以保養腎陽。

由此可見，人體本身其實就是最和諧的靈體，五臟之間的關係是相互滋生、相互制約的，它們共同維持體內環境的穩定狀態，臟腑功能正常協調，化生精氣血津液充足，臟腑形神得以充養，是身體健康的基本保障。五臟六腑之間的協調，是透過相互依賴，相互制約，生剋制化的關係來實現的。有生有制，就可以保持一種動態平衡，以保持生理活動順利進行。

《內經》知多少——

原文：心屬火；脾屬土；肝屬木；肺屬金；腎屬水。木得金而伐，火得水而滅，土得木而達，金得火而缺，水得土而絕。萬物盡然，不可勝竭。

釋義：心屬火；脾屬土；肝屬木；肺屬金；腎屬水。木遇到金，就能折伐；火受到水，就能熄滅；土被木殖，就能疏鬆；金遇到火，就能熔化；水遇到土，就能遏止。這種變化，萬物都一樣，不勝枚舉。

第二章　心君主，主宰生命

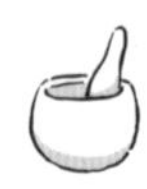

心是君主，養生先要會養心

《黃帝內經》把心尊為君主之官，心是臟腑中最重要的器官。所以，養生先要懂得養心。現在患心臟病的人越來越多，還有很多人年紀輕輕心臟就不好，不是憋悶，就是疼痛難忍，或者老是心慌。往往就是不懂得如何養心所致。

何謂「養心」呢？《黃帝內經》是這樣解答的：「為無為之事，樂恬憺之能，從欲快志於虛無之守。」這就告訴我們，生活中要做到靜心、定心、寬心和善心。同時要注意適當地運動和飲食，全面進行心臟調理和保養。

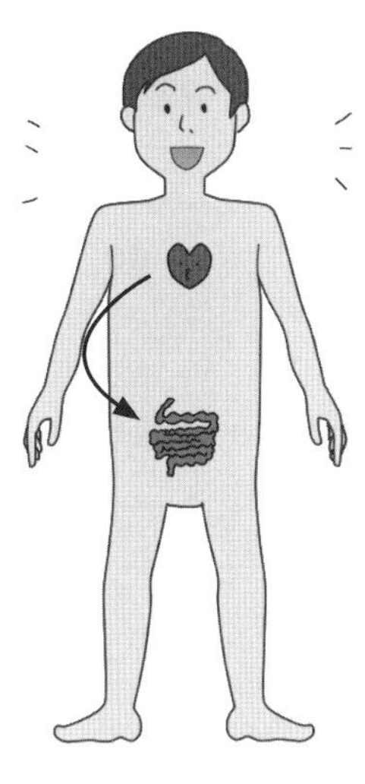

第一，寬心、靜心、定心、善心。

寬心就是要心胸開闊。宰相肚裡能行船，心底無私天地寬，讓寬鬆、隨和、寧靜的心境陪伴自己，自然快樂度過每一天。

靜心就是心緒要寧靜，心靜如水，不為名利所困擾，不為金錢、地位而鉤心鬥角，更不能為之寢食不安。

定心就是要善於自我調整心態，踏實度日，莫為瑣事所煩憂。豁達樂觀，喜樂無愁，縱有不快，也一笑了之，豈非愜意？

善心就是要有一顆善良之心，隨時隨地都能設身處地為別人著想，好善樂

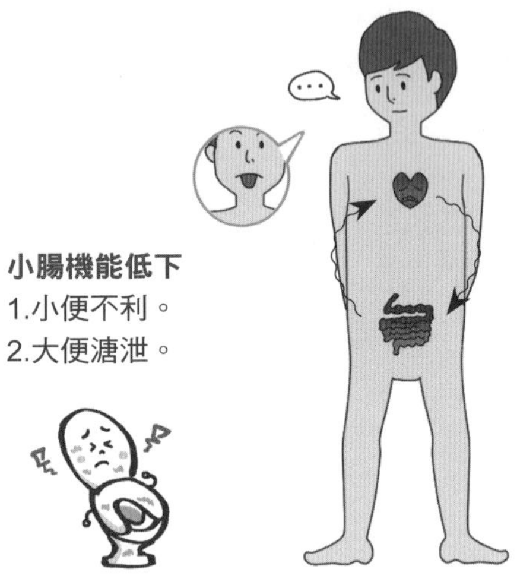

心氣機能低下
1.面色淡白無光澤。
2.心跳、胸口不適。
3.健忘。
4.思想反應遲緩。
5.舌體捲縮，語言障礙。

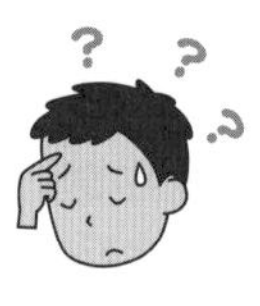

施獻愛心，向需要幫助的人伸出熱情的援助之手。

第二，適量運動益養心。

進行適量的運動，如散步、慢跑、太極拳、游泳等，可根據自己身體的具體情況，選擇運動的方式和運動量。適量的運動可以增強心臟的功能，有利於心血管系統的健康。但是，不宜清晨鍛鍊，因為上午六點至九點是冠心病發病和腦出血的危險性發生的最大時刻，發病率要比上午十一點高出三倍之多。

第三，透過飲食來保護心臟。

合理的飲食能預防冠心病、心絞痛和心肌梗塞等疾病的發病率。平時飲食要清淡，因為鹽分過多會加重心臟的負擔；不要暴飲暴食，戒菸限酒；多吃一些養心的食物，如杏仁、蓮子、黃豆、黑芝麻、木耳、紅棗等。

此外，養心務必要做到持之以恆，細心周到，才能達到良好的效果。

《內經》知多少——

原文：聖人為無為之事，樂恬憺之能，從欲快志於虛無之守，故壽命無窮，與天地終，此聖人之治身也。

釋義：聖人不作勉強的事情，不胡思亂想，有樂觀愉快的旨趣，常使心曠神怡，保持著寧靜的生活，所以能夠壽命無窮，盡享天年。這是聖人保養身體的方法。

心臟好不好，可以問耳朵

關於心臟好不好這個話題，很多人認為，需要進行心電圖等檢查之後才能知道究竟。其實，心臟是否出了問題，很多時候我們可以經由耳朵去觀察。

中醫認為：「耳主貫聰而通心竅，為心之司，為腎之候也。」《黃帝內經》中有「心開竅於耳」的記載，並認為耳與經脈有著十分密切的聯繫，十二經脈都直接或間接地經過耳朵，所以有「耳者，宗脈之所聚也」的說法。清代張振鋆在《厘正按摩要術》中這樣寫道：「耳珠屬腎，耳輪屬脾，耳上輪屬心，耳皮肉屬肺，耳背玉樓屬肝。」足見心臟與耳朵有著密切聯繫。

現代生物全息理論研究，發現了耳朵與人體器官的對應關係，並確認了八十多種內外科疾病與耳朵的變化有關係，所以人體有病時，耳朵就會有反應。耳朵的型態、色澤和紋路的變化都能反映人體的健康狀況。

關於具體的耳診，很多中醫書籍都有記載，其中「冠脈溝（耳垂上的紋路）」是判斷冠心病的有效指標，如果耳垂上出現了這條紋路，就說明有患冠心病的可能性，紋路越清晰，表示問題越嚴重。

那麼，想知道你的心臟有沒有問題，就檢查一下自己的耳垂，看看是否不如以往那樣光滑，出現了皺紋般的紋路。如果有，那你就要留心自己的心臟了。

《內經》知多少——

原文：南方赤色，入通於心，開竅於耳，藏於心，故病在五臟，其味苦，其類火，其畜羊，其穀黍，其應四時，上為熒惑星。

釋義：南方赤色，與心相通，心開竅於耳，經氣內藏於心，在五味為苦，與火同類，在五畜為羊，在五穀為黍，與四時中的夏季相應，在天體為熒惑星。

呵護心臟，別吃得太鹹

《黃帝內經》指出，飲食過鹹會使骨骼損傷，肌肉短縮，心氣抑鬱。也就是說飲食過鹹會給心臟帶來不利的影響，現代研究也顯示，鹽攝入量多會引起血壓增高和加重心臟負擔。因此，我們平時要少吃鹽，盡量避免多食濃油赤醬的料理。

日常養心，除了少鹽之外，在飲食上，還應多吃全穀雜糧。因為經過精製加工的食物，不僅流失皮中的營養，胚芽中的營養也會一併流失。胚芽是生命的起點，它的功效可以直接進入人體的心系統，對心臟有非常好的保健作用。在選購糧食時，盡量買保留胚芽的糧食，比方全麥、燕麥、糙米等。這些食物都是心臟的守護神。

同時，還有三個飲食要點必須注意。

1. 新鮮蔬菜、大豆製品應多吃：由於維生素C、纖維素、優質蛋白、維生素E等對心血管均有很好的保護作用，所以最好每餐都可以食用新鮮蔬菜，每天不離豆製品。

2. 高脂肪、高膽固醇食品應少吃：脂肪和膽固醇攝入過多，可引起高血脂和動脈硬化，應少吃，尤其是肥胖者、高血壓者、血脂偏高者、糖尿病患者以及老年人，更應少吃。

3. 酒要少喝：少量飲酒特別是飲一些果酒，有益於心臟。但大量飲酒會傷害心臟，尤其是烈酒，更不應喝。

《內經》知多少——

原文：陰之所生，本在五味；陰之五宮，傷在五味。味過於鹹，大骨氣勞，短肌，心氣抑。

釋義：陰精的產生，來源於飲食五味。儲藏陰精的五臟，會因五味而受傷，過食鹹味，會使骨骼損傷，肌肉短縮，心氣抑鬱。

第三章　肝膽健康相照，對抗外敵

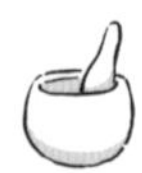

肝是將軍，喜歡酸味、不宜過累

《黃帝內經》告訴我們：肝為將軍之官，酸入肝。也就是說，肝臟是身體的大將軍，喜歡吃酸性食物。所以養肝應適量吃些酸味食物，不過，不宜過多。

在日常飲食中，我們可以適當吃一些山楂、橘子、葡萄等食物，在用餐或做菜時，也可以依需要和習慣適當加點醋。

不過，酸味食物並不是一年四季都適宜吃。春季肝氣旺盛，由於酸味食品會使肝氣過盛而損害脾胃，所以要少吃。而秋季萬物收斂，應「減辛增酸，以養肝氣」，增加酸味的攝入以順應秋季的斂納之氣，這兩點在《黃帝內經》中也有提及。同時，咳嗽有痰，或有腹瀉及排尿不暢等，也不宜食用酸味食品，因為酸味有收斂、凝滯作用，不利於病邪的排出。此外，血糖較高，或有消化

肝的生理功能

1.貯藏血液及調節血量。
2.疏泄全身氣、血、津液。
3.促進及調和脾的消化功能。

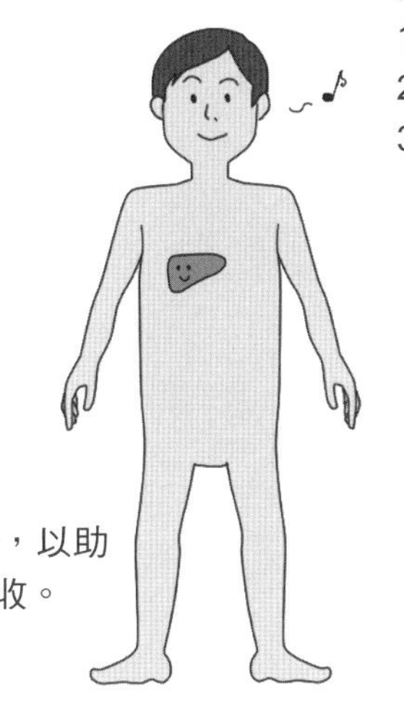

膽的生理功能

貯存和分泌膽汁，以助食物的消化與吸收。

性潰瘍、胃酸過多的患者，也不宜過食酸性食物。

養肝飲食還有一項重要的原則，就是多飲水、少飲酒。因為肝臟代謝酒精的能力是有限的，所以飲酒多必傷肝。同時要保持五味不偏，食物中的蛋白質、碳水化合物、脂肪、維生素、礦物質等要保持相應的比例。

除了飲食，伺候好肝臟這位大將軍，還要注意休息。有些人平時經常熬夜加班，過度娛樂，然後再利用週末補眠，卻感覺自己怎麼睡都不夠，這很可能是肝臟發出的過勞抗議信號。

疲勞其實是我們身體發出的正常警訊，適度的疲勞是在提醒你晚上應該舒

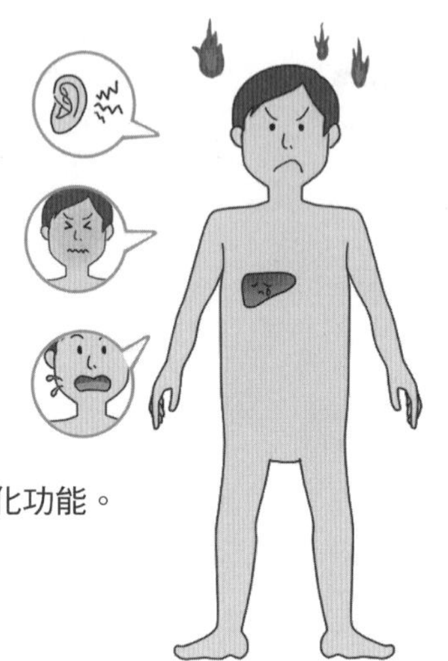

肝機能低下

1.無法滋養於筋，引起抽筋、肢體麻木、屈伸不利等。
2.兩眼乾澀昏花，眼矇或目黃。
3.腹痛、嘔吐、腹脹或腹瀉等。
4.情緒波動而抑鬱及憤怒等。

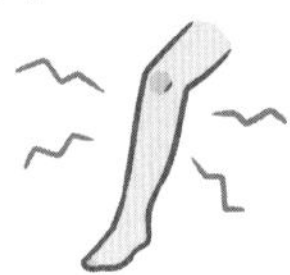

膽機能低下

1.影響食物的消化功能。
2.口苦。
3.耳鳴。
4.黃疸。

舒服服地躺到床上，好好睡一覺以儲備明天的能量。至於較長期的疲勞感，甚至睡很久還是覺得全身乏力，有可能是肝臟受到了損傷。

丑時是肝臟進行修復的時段，這個時段如果不休息，就會導致肝血流量的減少，直接影響肝臟的營養以及氧氣的供給，導致人體的免疫力下降，而且一些人原來已經受損的肝細胞也會難於修復且加劇惡化，威脅我們的生命。

所以，肝臟的保養刻不容緩。我們可以從日常作息以及生活態度著手，避免因過度疲勞而帶來傷害。

1. 睡眠要充足，每天至少八小時的睡眠。

2. 調整工作心態，不要過度追求完美，量力而為制訂工作計畫。
3. 積極進行運動鍛鍊，學會釋放壓力，培養多種興趣愛好。
4. 保持良好的人際關係，多與親友交流、溝通。
5. 適時補充一些益於肝臟健康的食物。

《內經》知多少——

原文：東方生風，風生木，木生酸，酸生肝，肝生筋，筋生心，肝主目。

釋義：東方應春，陽生而日暖風和，草木生發，木氣能生酸味，酸味能滋養肝氣，肝氣又能滋養於筋，筋膜柔和則又能生養於心，肝氣關聯於目。

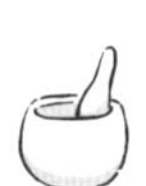

養肝時，也別忘記養膽

《黃帝內經》告訴我們，肝與膽相表裡，前者主謀慮，後者主決斷，而肝的謀慮取決於膽的決斷。所以，養好肝的同時，也必須養好膽。

膽居六腑之首，又屬於奇恆之腑，與肝相連，附於肝之短葉間。膽與肝又有經脈相互絡屬，而為表裡。膽在人體中極為重要，其消毒功能類似電腦的殺毒系統，但實際的功能、具有作用比想像的還要多。

一方面，膽透過貯存和排泄膽汁來幫助腸胃消化、吸收營養，所以養好膽非常重要。另一方面，膽有判斷事物並使其作出決定的功能。膽的決斷功能，對於預防和消除某些精神刺激（如遭受強烈的刺激或驚恐等）的不良影響，調節和控制氣血的正常運行，維持臟腑相互之間的協調關係有著重要的作用。

中醫指出，膽氣上逆會形成口苦；肝膽氣流不暢，經脈阻滯，氣血流通不利，則會有脅痛症狀；膽液逆流於血脈，泛溢於肌膚則形成黃疸。

那麼，如何養護好我們的膽呢?可參考下面三種具體方法。

1. 食用一些疏肝膽的食物，如蘿蔔、青菜、水果等，少吃油膩食物。中藥的加味逍遙丸也有很好的疏肝作用。

2. 可做一些肝膽拍打動作，肝膽均位於右肋下，早晚用手掌同時拍打兩肋下三十次有養肝膽的作用。

3. 保持心情舒暢，有利於舒肝利膽。

《內經》知多少——

原文：夫肝者，中之將也，取決於膽，咽為之使，此人者數謀慮不決，故膽虛，氣上逆而口為之苦。

釋義：肝為將軍之官，主謀慮，膽為中正之官，主決斷，諸謀慮取決於膽，咽部為之外使。患者因屢次謀略而不能決斷，情緒苦悶，遂使膽失卻正常的功能，膽汁循經上泛，所以口中發苦。

第四章　肺宰相，給生命銀行增加大筆儲蓄

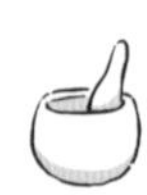

「命懸於天」其實是命懸於肺

「命懸於天」這個詞，很多人都聽過，道理也很簡單。因為人不吃地上的食物可以活上幾天，但是不呼吸空氣，恐怕活不了多久。其關鍵在於我們的肺。《黃帝內經》明確指出，人體與空氣相連靠的就是肺。因此，命懸於天，就是命懸於肺。

肺在五臟六腑的地位很高，相當於一個王朝的宰相。中醫有「肺為水之上源」之說，一旦肺熱或肺寒，宣發肅降功能失調，人的氣機運行就會受阻，就會生病。最典型的症狀就是咳嗽。不過，咳嗽有寒熱之別，不能一視同仁。受寒後，鼻塞流涕，或者稍微有些發冷打顫，這種症狀應該服生薑、蔥白，一日兩次，不宜長服；患熱咳的人，晚上咳得尤其厲害，喉嚨發癢，還會有口渴之感，

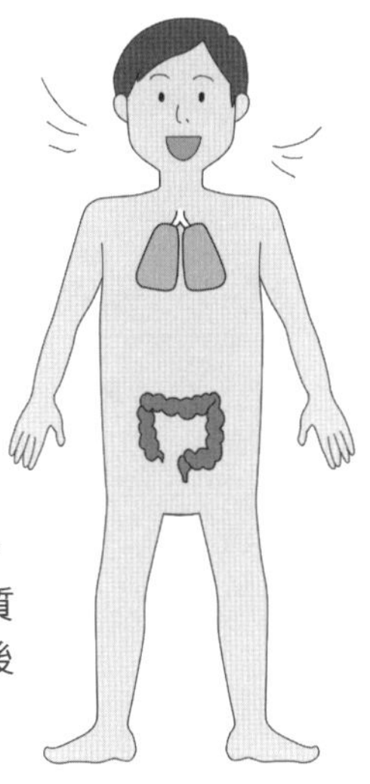

這種病應該服一些淡鹽湯水，病初服用很快就會治癒，也可以長期服用。

生命離不開兩樣東西，一是空氣，一是食物。人體內負責運化空氣的是肺，負責傳導食物的是大腸。所以，肺經與大腸經互為表裡。

在五行裡，肺與大腸同屬金，肺屬陰在內，大腸為陽在外。肺為「相傅之官」，主氣；大腸為「傳導之官」，變化水穀，傳導糟粕。正因肺與大腸相表裡，所以，大腸的邪氣容易進入肺，肺的邪氣也可以表現在大腸上。

一旦外邪進入大腸，就會出現感冒發燒和「上火」等症狀，有的人會喉嚨、牙齒疼痛，有的人會出現痤瘡、雀

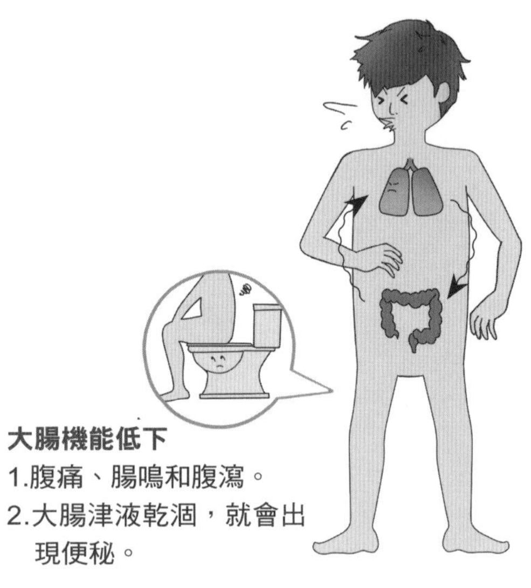

肺機能低下

1.呼吸功能減弱，從而影響氣的生成，並引致氣虛等症狀。
2.咳嗽、喘促、胸悶、自汗及痰濕停聚等。
3.身體的抵抗力減弱。

斑、酒糟鼻，有的人會腹脹、腹瀉、便秘、上肢不遂。如果這時候不採取措施阻止外邪的進攻，外邪就會長驅直入，進入人體內部，表現為嚴重的肺部疾病。因此平時感冒發燒，如果不及時治療，就容易轉化成肺炎。

弄清楚肺與大腸相表裡的關係，就能更深入明白為什麼中醫常說「命懸於天」了。

《內經》知多少——

原文：惟賢人上配天以養頭，下象地以養足，中傍人事以養五臟。天氣通於肺，地氣通於嗌，風氣通於肝，雷氣通於心，谷氣通於脾，雨氣通於腎。

釋義：懂得這些道理的人，把人體上部的頭來比天以養陽氣，下部的足來比地使陰津充沛，中部的五臟來比人事調和以調養身體。天的輕清之氣通於肺，地的水穀之氣通於咽，風木之氣通於肝，雷火之氣通於心，山谷之氣通於脾，雨水之氣通於腎。

適食辛味、理順肺氣，讓你神清氣爽

不少肺不好的朋友，整日呼吸不順，時常還昏沉沉、無精打采的。其實，肺養好了，人呼吸順暢了，自然也就會神清氣爽。可是，我們該怎麼去養護自己的肺呢？

《黃帝內經》指出，肺喜歡辛味。所以養肺應適當吃些蒜，中醫認為大蒜味辛、性溫，可健胃、殺菌、散寒，適合於肺病患者食用。

同時，養肺平常還要多吃玉米、黃豆、黑豆、冬瓜、番茄、藕、甘薯、豬皮、貝、梨等，但要按照個人體質、腸胃功能酌量選用。此外，養肺要少抽菸，注意作息，保持潔淨的居室環境等。

由於肺是人與外界通氣的器官，養肺還應注意保持周圍空氣的清新。現代醫學研究指出，肺的主要生理功能是進行體內外氣體交換，吸清呼濁，即吸入氧氣，呼出二氧化碳，以維持身體對氧的需求。平常要多開窗通風，保持乾淨，不要讓垃圾長時間在屋裡滯留。

中醫還提出「笑能清肺」，笑能使胸廓擴張，肺活量增大，胸肌伸展，能宣發肺氣、調節人體氣機的升降、消除疲勞、驅除抑鬱、解除胸悶、恢復體力，使肺氣下降，與腎氣相通，並增加食欲。清晨若能開懷大笑，可使肺吸入足量的大自然清氣，呼出廢氣，加快血液循環，以達到心肺氣血調和，保持人的情緒穩定。

此外，每天規律跑步、散步、打太極拳、健身操等運動，可以增強體質，提高肺臟的抗病能力。

《內經》知多少——

原文：（肺）開竅於鼻，藏精於肺，其味辛，其類金，其畜馬，其穀稻，其應四時，上為太白星。

釋義：肺開竅於鼻，經氣內藏於肺，在五味為辛，與金同類，在五畜為馬，在五穀為稻，與四時中的秋季相應，在天體為太白星。

第五章　補好脾胃糧倉，就是在孝敬我們的後天之本

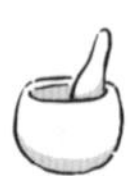

養好脾胃，身體才會有能量

脾胃在《黃帝內經》中被稱為倉廩之官，相當於人體內的「糧食局長」，身體所需的一切物質都歸其調撥，可以攝入食物，並輸出精微營養物質以供全身之用。如果脾胃氣機受阻，脾胃運化失常，五臟六腑無以充養，精氣神就會日漸衰弱。

有人說脾胃是人體能量之源頭，和家電沒電什麼都做不了如出一轍。因為脾胃掌管著能量的吸收和分配，脾胃不好，人體電能就會缺乏，電壓若低，很多耗電的器官都要省電、節能，就會導致代謝減慢，工作效率降低或乾脆臨時停工。五臟六腑都不能好好工作，短期還可以用蓄電池的能源，透支肝火，長期下去就不夠用，因此疾病就來了。可見，養好後天的脾胃有多麼重要！

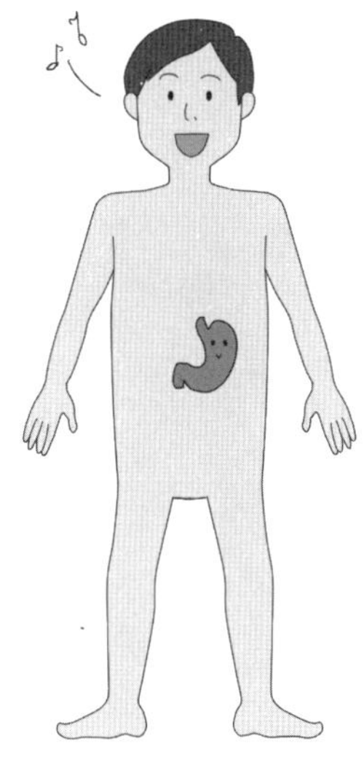

胃的生理功能

進食後食物會被送到胃，胃氣和胃液便會作用於食物，並將食物分解，讓小腸進一步消化。

脾的生理功能

1. 將食物轉化為用以化生氣血的精微營養。
2. 食物經轉化為水穀精微後，會上輸於心肺，透過心肺作用再轉化為氣血，並送往全身。
3. 運化水穀精微以生化氣血，統攝血液在經脈中運行。

關於脾，我們在前面已經有所闡述，這裡再向大家介紹胃。胃上承食道，下接十二指腸，是一個由肌肉組成的中空容器。《黃帝內經》認為，胃是人體五臟的根本，胃的生理功能主要包括三方面：

1. 攝取能量

中醫指出：「胃者，脾之腑也……人之根本。胃氣壯則五臟六腑皆壯也。」胃為水穀之海，其主要生理功能是受納腐熟水穀、主通降，以降為和。由於胃在飲食物消化過程中扮演極其重要的作用，與脾一起被稱為「後天之本」，故有「五臟六腑皆稟氣於胃」的

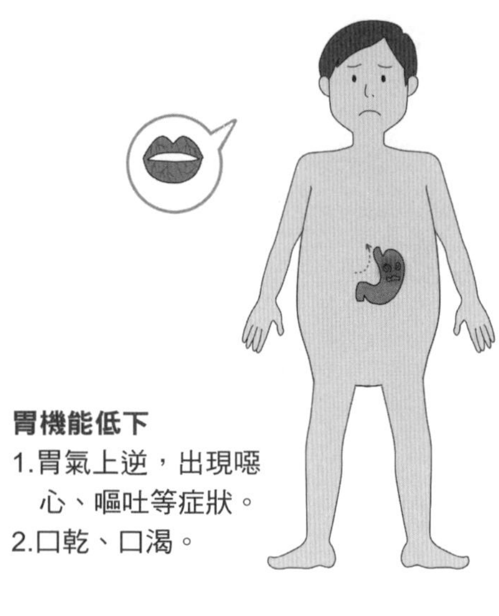

說法，胃氣強則五臟功能旺盛，因此，歷代醫家都把固護胃氣當作重要的養生和治療原則。

2. 通降

胃主通降的作用，不僅指胃將食糜下傳小腸，而且包括小腸將食物殘渣下注大腸，以及大腸排泄糞便的作用。胃主通降是在胃陽的溫煦、推動作用和胃陰的滋潤、濡養作用下完成。

3. 生血

「血變於胃」，胃將人體吸納的精華轉變成血液，母親的乳汁其實就是血的變現，血是由食物的精華變成的，在撫養孩子的時候，母親的血又變成乳汁了。

總之，脾胃是人體五臟六腑氣機升降的樞紐，是人體氣血生化之源和賴以生存的水穀之海，中醫學認為，脾胃若傷百病由生。金元四大著名醫學家之一，補土派的代表人物李東垣也說：脾胃是滋養元氣的源泉，是精氣升降的樞紐，內傷脾胃則百病由生。因此，我們一定要養好自己的脾胃。

《內經》知多少——

原文：五臟者，皆稟氣於胃，胃者五臟之本也。

釋義：五臟的營養，都賴於胃腑水穀之精微，因此胃是五臟的根本。

喝補中益氣湯，脾胃健康底氣足

古時判斷一個人的生死，常常摸一摸這個人嘴裡還有沒有氣，有氣則生，無氣則死。正因如此，中醫一直認為氣是維持人體生命活動的基本物質。

氣的來源主要有兩個：一個是肺從自然界吸入的清氣，另一個則是脾胃所化生的水穀精微之氣。明代醫學家李時珍認為，人體的元氣有賴於脾胃之滋生，脾胃生理功能正常，人體元氣就能得到滋養而充實，身體才會健康。因此，古人有「內傷脾胃，百病由生」的說法，即一個人如果脾胃不好，陽氣就會不足，各種疾病也就隨之而來。

《黃帝內經》指出，如果邪氣在脾胃，會導致人體陰陽失衡，出現陰氣不足、陽氣不足或兩者都不足，進而表現出各種病症。對此，我們就要採取有針對性地補中益氣方法進行調理，從而使脾胃功能恢復。

宋金時期著名醫學家李東垣是「補土派」（五行中『胃』對應『土』）的代表人物，他以「人以脾胃中元氣為本」的原則，結合當時人們由於飲食不節、起居不時、寒溫失所導致的胃氣虧乏現狀，創制了調理脾胃的代表方劑——補中益氣湯。

湯療

補中益氣湯

【材料】：黃耆1.5克（病甚勞役，熱甚者3克），甘草1.5克（炙），人參0.9克（去蘆），當歸身0.3克（酒焙乾或曬乾），橘皮0.6～0.9克，升麻0.6～0.9克（不去白），柴胡0.6～0.9克，白朮0.9克。

【作法】：上藥切碎，用水300毫升，煎至150毫升，去渣，空腹時稍熱服用。

【功效】：補中益氣，升陽舉陷。主治：脾胃氣虛，少氣懶言，四肢無力，困倦少食，飲食乏味，不耐勞累，動則氣短；或氣虛發熱，氣高而喘，身熱而煩，渴喜熱飲，其脈洪大，按之無力，皮膚不任風寒，而生寒熱頭痛；或氣虛下陷，久瀉脫肛。

《內經》知多少——

原文：邪在脾胃，則病肌肉痛，陽氣有餘，陰氣不足，則熱中善饑；陽氣不足，陰氣有餘，則寒中腸鳴、腹痛；陰陽俱有餘，若俱不足，則有寒有熱，皆調於三里。

釋義：邪氣在脾胃，表現為肌肉痛，如果陽氣有餘，陰氣不足，則胃腑陽熱之邪盛而感到胃中灼熱、消食善饑；如果陽氣不足，陰氣有餘，就會脾氣虛寒，而出現腸鳴腹痛的症狀；如果陰氣和陽氣都有餘，就會表現為邪氣偏盛；陰陽都不足，就表現為正氣不足，而病發寒熱。但不論是寒是熱，都可用以針灸刺足陽明經的足三里穴進行調治。

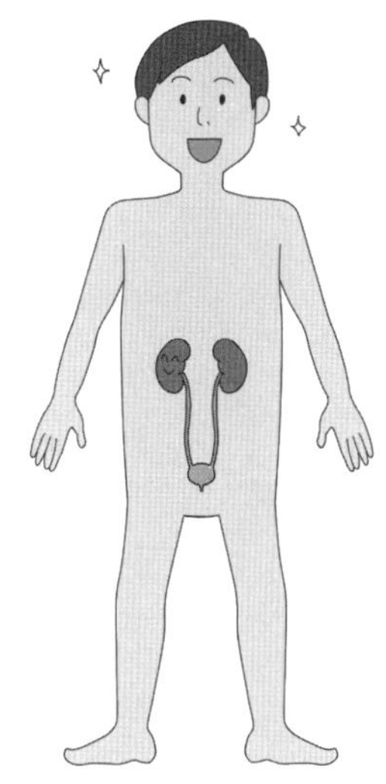

第六章　腎倉庫，讓生命之水源源不絕

腎和膀胱，其實是一對夫妻

《黃帝內經》裡講，腎是作強之官，腎精充盛則身體強壯，精力旺盛；膀胱是州都之官，負責貯藏水液和排尿。它們一陰一陽，一表一裡，就像夫妻一樣，相互影響。如果排尿有問題，可能是腎的毛病。同樣，腎的病變也會導致膀胱的氣化失調，引起尿量、排尿

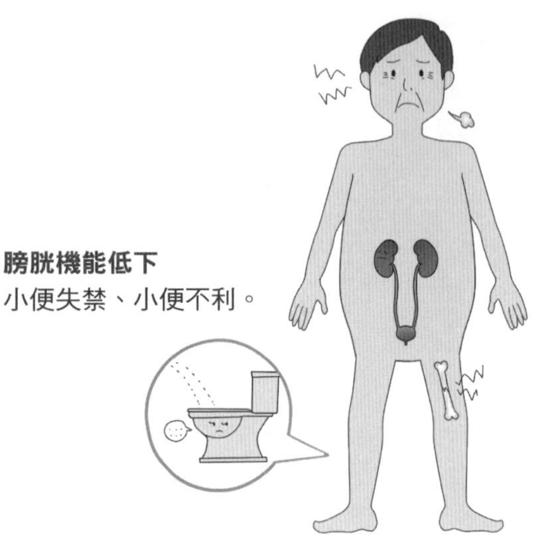

次數及排尿時間的改變。

腎既與膀胱相表裡，又與膀胱相通，膀胱的氣化有賴於腎氣的蒸騰。所以，腎的病變常常會導致膀胱的氣化失司，引起尿量、排尿次數及排尿時間的改變。膀胱的病變有實有虛，虛症常常是由腎虛引起的。同樣，膀胱經的病變也常常會轉入腎經。膀胱經的熱邪影響到腎經，腎經的氣機逆而上衝便形成了風厥。（參考第62頁說明）

此外，古人提出一個關於小便的養生原則：在小便的時候最好用力咬住後槽牙。這是為什麼呢？原來，腎主骨，而牙齒為骨之餘，在骨頭中是最密固的，也是收斂氣最足的。在小便時咬住牙關，實際上就是保持氣機內收的一種方法。

《內經》知多少——

原文：腎主冬，足少陰太陽主治，其日壬癸，腎苦燥，急食辛以潤之。開腠理，致津液，通氣也。

釋義：腎屬水，旺於冬，腎與膀胱為表裡，冬天是足少陰腎與足太陰膀胱主治的時間；壬癸屬水，足少陰腎主癸水，足太陽膀胱主壬水，所以腎與膀胱的旺日為壬癸；腎為水臟，喜潤而惡燥，故宜急食辛以潤之。如此可以開發腠理，運行津液，宜通五臟之氣。

養腎，要多吃五黑食物

腎作為五臟之一，腎精所化之氣，即「腎氣」，對人體的生命活動非常重要。若腎氣不足，不僅易早衰損壽，還會發生各種病症，對健康極為不利，主要表現為尿頻、尿不盡、尿失禁、尿少、尿閉，男性易發生遺精、早洩、滑精，老年女性則會出現帶下清稀而多、清冷；喘息氣短、氣不連續、呼多吸少，唯以呼氣為快，動則喘甚，四肢發冷，甚而危及生命；耳鳴，甚至耳聾。腎氣不足，五臟六腑功能減退，則會出現諸如性功能減退、精神萎靡、腰膝痠痛、鬚髮早白、齒搖脫落等衰老現象。

中醫經典《黃帝內經》中說：「腎者，主蟄，封藏之本，精之處也，其充在骨。」五行中黑色主水，入腎，因此，常食黑色食物對腎臟具有滋補作用。保養腎臟，可多吃「五黑」食物，包括黑蕎麥、黑米、黑棗、黑芝麻和黑豆。

1. 黑蕎麥

可以藥用，具有消食、化積滯、止汗之功效。除富含油酸、亞油酸外，還含葉綠素、蘆丁以及菸鹼，有降低體內膽固醇、降血脂和血壓、保護血管功能的作用。它在人體內形成血糖的峰值比較延後，適宜糖尿病人、代謝症候群病人食用。

2. 黑米

黑米[6]也被稱為「黑珍珠」，含有豐富的蛋白質、氨基酸以及鐵、鈣、錳、鋅等微量元素，有開胃益中、滑澀補精、健脾暖肝、舒筋活血等功效，其維生素B1和鐵的含量是普通大米的7倍。冬季食用對補充人體所需的微量元素大有幫助。

3. 黑棗

有「營養倉庫」之稱的黑棗，性溫味甘，有補中益氣、補腎養胃補血的功能；含有蛋白質、糖類、有機酸、維生素和磷、鈣、鐵等營養成分。

4. 黑芝麻

黑芝麻性平味甘，有補肝腎、潤五臟的作用，對因肝腎精血不足引起的眩暈、白髮、脫髮、腰膝痠軟、腸燥便秘等有較好的食療保健作用。它富含對人體

6 黑米和紫米是不同的五穀雜糧，口感不同，營養價值也不同。黑米無糯性，口感較乾硬，又叫黑糙米；紫米有糯性，吃起來黏黏糯糯，又叫黑糯糙米。黑米又稱「黑秈糙米」，跟白米一起煮，營養更加分。黑米富含花青素，精華就是那層紫黑色的皮，能幫助抗發炎、抗癌能力強！GI值也較低，可幫助飯後血糖控制。

有益的不飽和脂肪酸，其維生素E含量為植物食品之冠，可清除體內自由基，抗氧化效果顯著。對延緩衰老、治療消化不良和避免早發性白髮有一定作用。

5. 黑豆

黑豆被古人譽為「腎之穀」，黑豆味甘性平，不僅形狀像腎，還有補腎強身、活血利水、解毒、潤膚的功效，特別適合腎虛患者。黑豆還含有核黃素、黑色素，對防老抗衰、增強活力、美容養顏有幫助。

以上這五種食物一起熬粥，更是難得的養腎佳品。此外，李子、烏骨雞、烏梅、紫菜、板栗、海參、香菇、海帶、黑葡萄等，也都是營養十分豐富的食物。

《內經》知多少——

原文：腎色黑，宜食辛，黃黍雞肉桃蔥皆辛。

釋義：腎合黑色，宜食辛味，黃黍、雞肉、桃、蔥都是屬於辛味的。

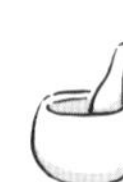

對付腎虛，不只是男人的事情

每當說起腎虛這個話題，人們往往都會想到這是男人的專利，其實女性也容易患腎虛。《黃帝內經》講到，女子35歲時，胃和大腸的精氣開始衰竭，女人就開始長皺紋，頭髮也開始掉落了。

通常，腎虛多見於更年期女性，主要表現為失眠多夢、煩躁易怒、脫髮、口乾咽燥、黑眼圈與黃褐斑等「腎陰虛」的症狀。當然，目前也有不少年輕女性因為本身陽氣相對較弱的生理特點，加上生活、工作壓力大，精神長期處於緊張狀態，造成脾胃功能轉弱，從而出現「腎陽虛」。這類女性主要表現為畏寒怕冷、食欲不振、消化不良、精神萎靡等，那麼，女人該如何擺脫腎虛呢？

第一步，辨腎虛之陰陽

中醫治療，講究對症尋因。而臨床上，腎虛又可以分為多種，以腎陽虛、腎陰虛、腎氣虛和腎精虛比較多見。雖然同為虛症，但它們的症狀表現卻各有不同。所以，必須先弄清楚各種腎虛之間的區別，選擇合適的護腎方法。

第二步，為自己設計一套個人護腎辦法

從日常生活開始，除了做到勞逸結合，均衡飲食，平時多參與休閒活動，減輕精神壓力，釋放不良情緒外，應當多做一些簡單的按摩和體操，以達到護腎健腎的功效。例如經常活動腰部，可使腰部氣血循環暢通，使腎氣得到不斷充養；自我按摩腳心。腳心的湧泉穴是濁氣下降的地方，經常按摩湧泉穴，可益精補腎、強身健體、防止早衰。

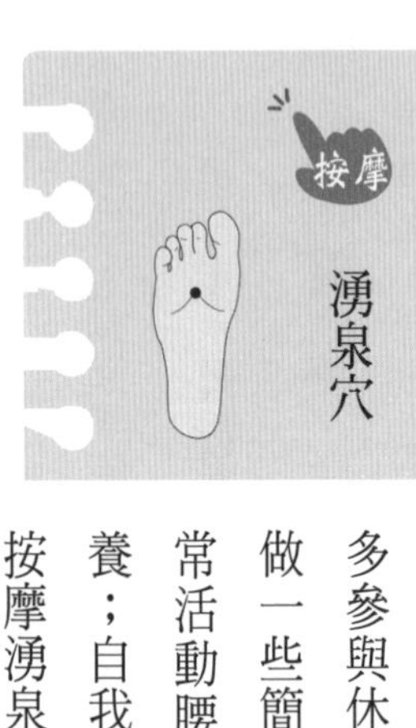

第三步，對症進補

藥補不如食補的道理人人都知道，可是面對各種各樣的腎虛，又是各有各的補法，所以我們要對症進補。例如，腎陽虛時需補蝦、蟲草、羊肉、狗肉、麻雀肉、韭菜等；腎陰虛時需補銀耳、羊乳、豬腦、豬皮、鴿肉、龜肉、鱉肉、蚌肉、黑大豆、黑芝麻、櫻桃、桑葚、山藥、枸杞子等。

《內經》知多少——

原文：（女子）五七陽明脈衰，面始焦，髮始墮。腎病者，腹大、脛腫、喘咳身重，寢汗出、憎風。虛則胸中痛，大腹、小腹痛，清厥意不樂。

釋義：女子三十五歲時，陽明經脈氣血漸衰弱，面部開始憔悴，頭髮也開始脫落。腎臟有病，則腹部脹大，脛部浮腫，氣喘，咳嗽，身體沉重，睡後出汗，惡風，這是腎實的症狀；如果腎虛，就會出現胸中疼痛，大腹和小腹疼痛，四肢厥冷，心中不樂。

第四篇　用好經絡穴位，百病漸消福自來

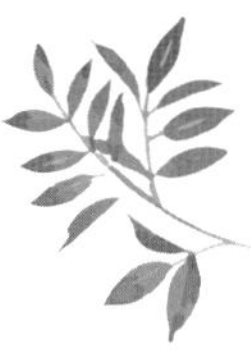

有人可能會問：「養生有沒有捷徑？」答案是否定的。不過，養生雖沒有捷徑，但有門徑——就是經絡。經絡就像管道一樣，是我們身體氣血運行的通路，穴位則是這些道路的樞紐、閉塞處等要害之地。如果身體裡的道路都能通達順暢，我們的健康之路自然處處順暢。

第一章 何苦四處求醫，人體自有大藥

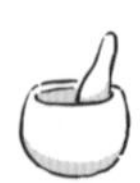

經絡穴位是身體裡的靈丹妙藥

每個人都會遇到一些不舒服的時候，如頭痛、睡眠不好、腸胃不舒服等等。不過，這些毛病還沒有嚴重到非去看醫生的地步，或者即便我們想去醫院，也可能因為工作抽不出時間。那該怎麼辦呢？吃藥嗎？「是藥三分毒」呀！忍著嗎？那多痛苦啊，還會影響心情和工作效率。

其實，人體經絡的每一個穴位都是靈丹妙藥，很多小毛病可以透過刺激經絡穴位來緩解。中醫明確指出，在每個人的體內都有一個「藥鋪」，當我們感到不適或生病時，身體可以從自身的藥房找到30～40種「藥」來對症治療，也就是說，人體自身完全有能力治癒60％～70％的不適和疾病。

《黃帝內經》指出：「經脈者，所以能決死生、處百病、調虛實，不可不通。」足見，經絡穴位對我們來說是多麼重要，沒有什麼方法比經穴療法更適合做家庭治療了，而且穴位也是有章可循的，只要沿著經絡去找，很容易就能找到。

經絡由經和絡組成，經就是幹線，絡就是旁支。人體有十二條「十二正經」，還有無數條絡脈。經和絡縱橫交錯，在人體構成了一張大網。這張網就是人體的活地圖，內連臟腑，外接四肢百骸，可以說身體的各個部位，臟腑器官、骨骼肌肉、皮膚毛髮，無不包括在這張地圖裡。

1. 經脈——謹防身體災害

經脈是經絡的主體，分為正經和奇經兩類。正經有十二條，奇經有八條，如果說十二正經是奔流不息的江河，那麼奇經八脈就像一個蓄水池。平時十二正經的氣血奔流不息時，奇經八脈也會很平靜地正常運行，一旦十二正經氣血不足流動無力時，奇經八脈這個蓄水池裡的水就會補充到江河之中，如果十二正經氣血過多，過於洶湧，水池也會增大儲備量，使氣血流動和緩，只有這樣，人體正常的功能才會平衡。

1 十二經脈

正經有十二條，即手足三陰經和手足三陽經，合稱「十二經脈」，是經絡系統的主體。它們分別隸屬於十二臟腑，各經用其所屬臟腑的名稱，結合循行於手足、內外、前中後的不同部位，並依據陰陽學說，給予不同的名稱。十二經脈的名稱為：手太陰肺經、手厥陰心包經、手少陰心經、手陽明大腸經、手少陽三焦經、手太陽小腸經、足太陰脾經、足厥陰肝經、足少陰腎經、足陽明胃經、足少陽膽經、足太陽膀胱經。

十二經脈是氣血運行的主要通道，透過手足陰陽表裡的連接而逐經相傳，構成了一個周而復始、如環無端的傳注系統，就像奔流不息的河流，氣血透過經脈可內至臟腑，外達肌表，營運全身。

2 奇經八脈

奇經八脈是任脈、督脈、衝脈、帶脈、陰蹺脈、陽蹺脈、陰維脈、陽維脈的總稱。它們與十二正經不同，既不直屬臟腑，又無表裡配合關係，其循行別道奇行，故稱奇經。其功能是：溝通十二經脈之間的聯繫，對十二經氣血有蓄積滲灌等調節作用。

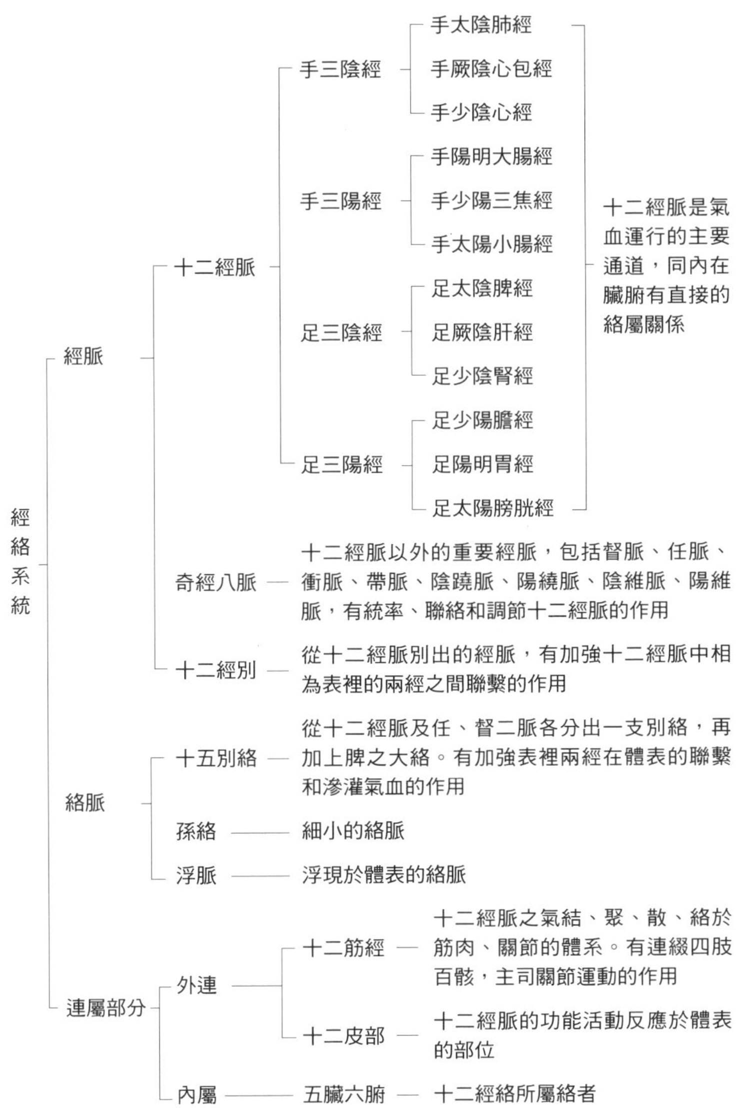
經絡系統
經脈
十二經脈
手三陰經
手太陰肺經
手厥陰心包經
手少陰心經
手三陽經
手陽明大腸經
手少陽三焦經
手太陽小腸經
足三陰經
足太陰脾經
足厥陰肝經
足少陰腎經
足三陽經
足少陽膽經
足陽明胃經
足太陽膀胱經
十二經脈是氣血運行的主要通道，同內在臟腑有直接的絡屬關係
奇經八脈
十二經脈以外的重要經脈，包括督脈、任脈、衝脈、帶脈、陰蹺脈、陽繞脈、陰維脈、陽維脈，有統率、聯絡和調節十二經脈的作用
十二經別
從十二經脈別出的經脈，有加強十二經脈中相為表裡的兩經之間聯繫的作用
絡脈
十五別絡
從十二經脈及任、督二脈各分出一支別絡，再加上脾之大絡。有加強表裡兩經在體表的聯繫和滲灌氣血的作用
孫絡
細小的絡脈
浮脈
浮現於體表的絡脈
連屬部分
外連
十二筋經
十二經脈之氣結、聚、散、絡於筋肉、關節的體系。有連綴四肢百骸，主司關節運動的作用
十二皮部
十二經脈的功能活動反應於體表的部位
內屬
五臟六腑
十二經絡所屬絡者

3 十二經別

十二經別是從十二經脈別出的經脈，主要是加強十二經脈中相為表裡的兩經之間的聯繫，由於它通達某些正經未循行到的器官與形體部位，因而能補正經之不足。

2. 絡脈——注意氣血堵塞

絡脈是經脈的分支，有別絡、浮絡和孫絡之分，具人體氣血輸布的作用。

1 十五絡脈

十二經脈和任督二脈各自別出一絡，加上脾之大絡，共計十五條，稱為「十五絡脈」，分別以十五絡所發出的腧穴命名。具有溝通表裡經脈之間的聯繫，統率浮絡、孫絡，灌滲氣血以濡養全身的作用。

2 孫絡

從別絡分出最細小的分支稱為「孫絡」，它的作用主要是輸布氣血，濡養全身。

3 浮絡

在全身絡脈中，浮行於淺表部位的稱為「浮絡」，它分布在皮膚表面。主要作用與孫絡一樣，是輸布氣血以濡養全身。

這樣一分析，人體經絡運行圖彷佛一張城市道路交通圖一樣，呈現在眼前，十分清晰明瞭，經絡不再是那麼複雜的事情了。

人體自身其實就是最值得信賴的天然大藥房，無論是一般的頭痛腦熱，還是讓醫生為難的疑難雜症，都有對應的按鈕等待著你的啟動。當疾病猝不及防地降臨到你身上時，不必驚慌失措，因為你只需要關注一下自身，找到合適的按鈕，嚥嚥唾液、按按頭皮、壓壓腳心、動動手指，就可以將疾病消弭於無形。

《內經》知多少——

原文：雷公曰：願卒聞經脈之始也。黃帝曰：經脈者，所以能決死生、處百病、調虛實，不可不通。

釋義：雷公說：我希望了解一下經脈的起始之處和它們在全身運行及分布的情

況。黃帝答道：經脈除了可以承載氣血的運行，滋養身體外，還能夠用來判斷生死、診療百病、調和虛實，因此掌握關於經脈的知識是必要的。

身體不舒服，就去問診經絡

中醫認為「諸病於內，必形於外」。《黃帝內經》還告訴我們：周身的十二經脈以及與之相通的三百六十五絡脈，其所有的血氣都是上達於頭面部而分別入於各個孔竅之中的。也就是說，經絡像一張大網一樣把身體的各個部位都包括其中，因此身體哪裡有病，這張網就會有相應的鈴鐺響起，向我們示警求救。

由於經絡是連絡人體臟腑的橋樑，透過循經感傳現象[7]能獲得疾病資訊。例

7 痠麻脹沉重的「得氣」感覺，在針刺時是很重要的指標，這種感覺往往會沿經脈而有上行或下行的情形，目前中國將此種情形定名為「循經感傳現象」，即是指以毫針或其他方法刺激穴位時，受試者主觀上所感受到的一種痠、脹、麻等特殊感覺，並沿著古典經脈的路線循行游走的現象。

如，肝經屬於肝臟，絡於膽；心經屬於心臟，絡於小腸；心包經屬於心包，絡於三焦；肺經屬於肺臟，絡於大腸；腎經屬於腎臟，絡於膀胱；胃經屬於胃，絡於脾；膽經屬於膽，絡於肝；大腸經屬於大腸，絡於肺；小腸經屬於小腸，絡於心；膀胱經屬於膀胱，絡於腎；三焦經屬於三焦，絡於心包。陰經和陽經就是這樣交通相連，成為縱橫交錯的網路。如果身體的哪個部位出現問題，相對應的經絡也會出現問題，經絡可能會出現堵塞，不通則痛，因而導致身體產生壓痛點。

循經感傳現象把內臟的病症通透與之相通的經絡沿線反映出來，因而出現痠、麻、脹、痛或熱感、冷感，或者是出現紅線、白線、痘疹帶、汗帶或其他感覺異常現象，如過敏線、濕疹、痣等。有研究發現，用經絡測定儀是可以感覺腫瘤，因為甲狀腺癌患者在手術之前，循經感傳可到頸部甲狀腺區，手術後開始消失。

循經感傳還存在著以下的現象，如興奮的病如高血壓、甲狀腺機能亢進、過敏性疾病及躁症會增強敏感性，反之，抑制性疾病就會降低敏感度，如低血壓、甲狀腺機能低下、腎功能衰退、抑鬱症等，可見循經感傳現象的個體差異很大。

另外，清晨剛睡醒狀態下可以加強對循經感傳的敏感度，所以如果清晨發現上述循經感傳資訊，應去醫院進行檢查。

人體的各個器官，每時每刻都在運行變化著，一旦發生疾病就會透過種種症狀在經絡的行走路線上，向我們發出示警信號，如果我們能夠關注經絡，重視這些信號，就能及早預防和治療疾病，進而減少疾病對我們生命的威脅，保證我們的身體健康和正常生活。

《內經》知多少——

原文：十二經脈，三百六十五絡，其血氣皆上於面而走空竅，其精陽氣上走於目而為睛，其別氣走於耳而為聽，其宗氣上出於鼻而為臭，其濁氣出於胃，走唇舌而為味。

釋義：周身的十二經脈以及與之相通的三百六十五絡脈，其所有的血氣都是上達於頭面部而分別於各個孔竅之中的。其陽氣的精微上注於眼目，而使眼能夠視其旁行的經氣從兩側上注於耳，而使耳能夠聽；其積於胸中的宗氣上出於鼻，而使鼻能夠嗅；還有胃腑之穀氣，從胃上達於唇舌，而使舌能夠辨別五味。

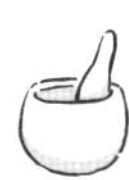

經穴如同仙丹，運用各有章法

既然我們知道經絡穴位是人體天然的靈丹妙藥，那應該如何來調動這些大藥呢？《黃帝內經・素問・異法方宜論篇》為我們做了非常好的指點：「砭石者，亦從東方來。毒藥者亦從西方來。灸焫者，亦從北方來。九針者，亦從南方來。導引按蹻者，亦從中央出也。」

事實上，方法有很多種，而且每一種的效果都不同，一般人可根據自身病症的需要進行選擇。下面就向大家簡單介紹經絡養生常用的幾種方法：

1. 按摩法

針灸療法比較難，但利用一些簡單容易操作的按摩手法來保健養生和治療常見病，一般人都能做，而且效果非常好。簡單有效的按摩手法有三種：

1 點揉穴位。用手指指腹按壓穴位。不管何時何地，只要能空出一隻手就可以運用。

2 推捋經絡。推法又包括直推法、旋推法和分推法。所謂直推法就是用拇指指腹或食指、中指指腹在皮膚上作直線推動；旋推法是用拇指指腹在皮膚上作螺旋形推動；而分推法是用雙手拇指指腹在穴位中點向兩側方向推動。比方走路多了，雙腿發脹，這時身體取坐位，雙手自然分開，放在腿上，由上往下推，拇指和中指的位置推的就是脾經和胃經。脾主肌肉，推脾胃經可以疏通這兩條經的經氣，從而達到放鬆肌肉的效果。

3 敲揉經絡。敲法就是借助保健錘等工具刺激經絡的方法。用指端、大魚際或掌根，定於一定部位或穴位上，作順時針或逆時針方向旋轉揉動，即為揉法。這種方法相對推捋法來說刺激量要大些，有人甚至提出敲揉比針灸效果還好。

2. 灸法

利用艾草給予皮膚熱刺激的一種經絡刺激法，具有溫經通絡、行氣活血、祛溼除寒、扶正驅邪等功效。此法是一種補法，主要應用於慢性病的治療上。

根據艾炷灸的操作方法可分為直接灸和間接灸兩種。直接灸就是把大小適宜的艾錐粒點燃後直接放在穴位皮膚上施灸，隨著艾火向下燃燒，皮膚的熱感逐步增強，大約燒到艾炷還剩四分之一感覺有些灼痛時，再換下一個艾炷繼續施灸。若沒有特殊狀況，一個穴道用上述的灸進行三壯到五壯的治療（燒完一次艾草，稱一壯）。

除了直接燃燒艾草，也有隔薑、隔蒜灸的間接灸。另外，間接灸中的用艾條進行「雀啄懸灸」，或使用木葫蘆、木盒艾灸器施灸，可謂是操作上相對安全、簡單的灸法。用艾條進行「雀啄懸灸」的方法是，將點燃的艾條對著穴位，一感到熱，便撤離。一個穴道反覆五～十次。

3. 針灸療法

這是透過經絡治病最直接的辦法，透過刺激體表穴位，疏通經氣，調節人體臟腑的氣血功能。針灸比較專業，需要專業醫生的說明才可以施行。

艾灸功效作用繁多無法論盡，但必須注意的是艾灸禁忌和要點。以下幾種情況，不宜艾灸：

1 糖尿病患者、皮膚知覺遲鈍者不宜艾灸，中風肢體麻木者，要諮詢中醫師，以確定是否可艾灸。

2 身心疲憊、酒醉太飽不可施灸。

3 一切陽症、陰虛火旺體質，不宜艾灸。

4 瘡毒化膿、皮膚破潰禁灸。

5 太小的兒童愛亂動，不適合艾灸。

6 女性懷孕期間可能不宜艾灸，需諮詢專業中醫師再做判斷。

《內經》知多少——

原文：砭石者，亦從東方來。毒藥者亦從西方來。灸焫者，亦從北方來。九針者，亦從南方來。導引按蹻者，亦從中央出也。故聖人雜合以治，各得其所宜，故治所以異而病皆癒者，得病之情，知治之大體也。

釋義：用砭石治病的方法，從東方傳來。以藥物治療的方法，是從西方傳來的。以艾火炙灼的治療方法，是從北方傳來的。以九針的治病方法，是從南方傳來的。按摩導引的治法，是從中央地區推廣出去的。高明的醫生是能夠將這些治病方法綜合起來，根據具體情況，隨機應變，靈活運用，使患者得到適宜的治療。

看準時機再下手，經絡藥效最大化

穴位的氣血旺衰有時間變化，人體大藥也有開閉時間，必須要等到它「開門」的時候進行刺激才有「藥效」。一般來說，按摩需要用子午流注納子法開穴，然後再結合疾病變化的週期選取按摩的最佳時機。

子午流注是指人體的十二條經脈對應著每日的十二個時辰，由於時辰在變，因而不同經脈中的氣血在不同的時辰也有盛有衰。而子午流注納子法則指，用干支順序來表示氣血流注的時間規律，以對應相關的臟腑經脈腧穴進行

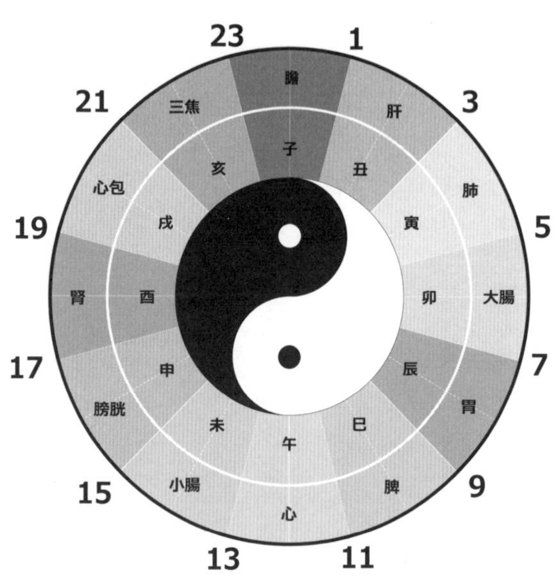

針灸、按摩的一種方法。

根據子午流注，十二時辰與十二經絡及臟腑的對應關係為：

1. 丑時（1點至3點）肝經旺，有利於養血。

2. 寅時（3點至5點）肺經最旺，將肝貯藏解毒的新鮮血液輸送到百脈。

3. 卯時（5點至7點）大腸經旺，有利於排泄。

4. 辰時（7點至9點）胃經旺，有利於消化。

5. 巳時（9點至11點）脾經旺，有利於吸收營養、生血。

6. 午時（11點至13點）心經旺，

有利於周身血液循環。

7. 未時（13點至15點）小腸經旺，有利於吸收營養。

8. 申時（15點至17點）膀胱經旺，有利於人體排泄水液，瀉火排毒。

9. 酉時（17點至19點）腎經旺，有利於貯藏一日的臟腑之精華。

10. 戌時（19點至21點）心包經旺，增強心的力量。

11. 亥時（21點至23點）三焦經旺，通行氣血。

12. 子時（23點至1點）膽經旺，膽汁需要新陳代謝。

另外，值得注意的是，經絡只有在適當的溫度（25℃左右）下按摩穴位才能被激發活躍起來。因此，激發人體大藥還要注意保溫。

針灸實驗表明，如果把溫度降到20℃以下，則針灸的「得氣」（痠、麻、脹的感覺）現象就會不明顯，因此，臨床上經常會看到灸與針，灸與拔罐一起操作，即在針灸和拔罐前先在穴位上進行艾灸，當局部溫度升高後，再進行針灸和拔罐，使治療效果更加顯著。

有研究資料顯示，很多頑固性疾病，如感冒高燒不退、肺炎、哮喘、冠心病、消化道潰瘍等，只要在其背部熱敷10～20分鐘，每天兩次，就可以逐漸控制這些症狀。這說明要使經絡按摩發揮作用，溫度的刺激和保溫至關重要。所以，再進行穴位按摩時，必須在25℃左右的溫度條件下進行，如果室溫不夠，可以使用遠紅線燈或蓋上被子進行操作。

《內經》知多少——

原文：歲有十二月，日有十二辰，子午為經，卯酉為緯。天周二十八宿，而一面七星，四七二十八星。房昴為緯，虛張為經。是故房至畢為陽，昴至心為陰。陽主晝，陰主夜。故衛氣之行，一日一夜五十周於身，晝日行於陽二十五周，夜行於陰二十五周。

釋義：一年有十二個月，一天有十二個時辰，子位居正北方，午位居正南方，連接南北的分隔號為經，卯位居正東方，酉位居正西方，連接東西的橫線為緯。天體的運行環周於星宿，分布在東西南北四方，每一方各有七個星宿，四方共計二十八星宿。東方的房宿與西方的昴宿為緯，北方的虛宿與南方的張宿為經。太陽從東方的房宿沿黃道經過南方到達西方的畢宿，時間是卯、辰、巳、午、未、申六個時辰，這六個時辰是白天，屬陽；太陽從西方的昴宿，沿黃道經過北方到達東方的心宿，時間是酉、戌、亥、子、丑、寅六個時辰，這六個時辰是夜晚，屬陰。

用經穴這味藥，注意事項不能忘

使用經絡穴位是一項專業技術，也是一把雙刃劍。找對了地方，手法適當，可以益壽延年，但如果一竅不通或者一知半解胡亂擺弄，往往會弄巧成拙。所以，使用經穴療法的注意事項我們一定要牢記。

1. 如何找準穴位

1 找反應

通常，找穴位可以跟著感覺走。身體有異常，穴位上便會出現各種反應。這些反應主要包括：

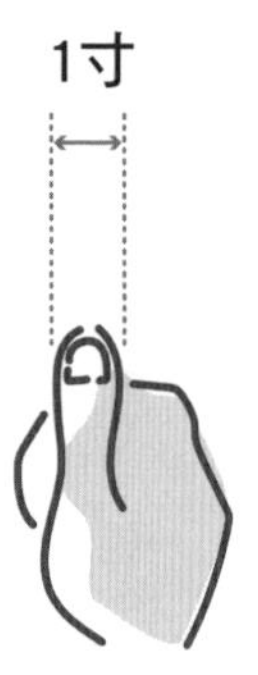

大拇指的寬度為一寸

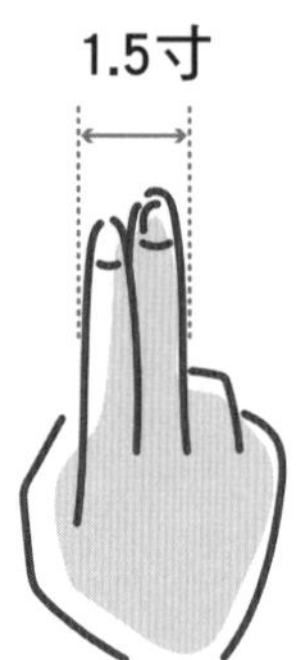

食指和中指併攏，其橫寬面為一．五寸

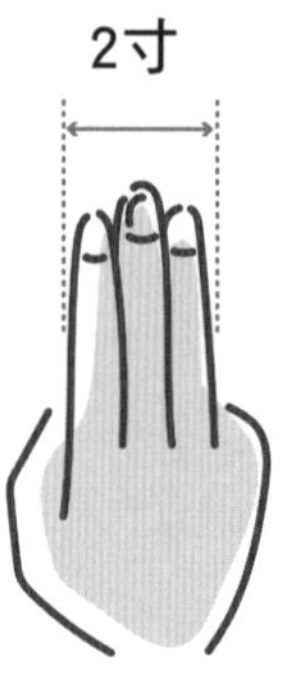

食指、中指、無名指三指併攏，其橫寬面為二寸

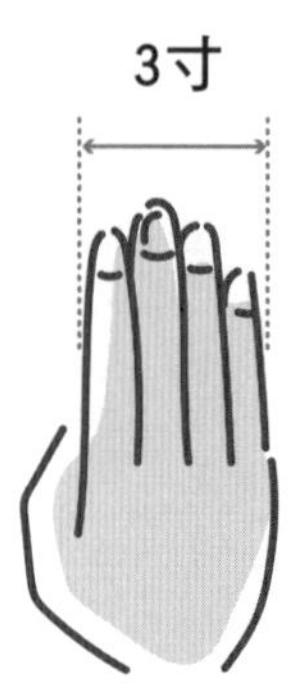

食指、中指、無名指、小指四指併攏，其橫寬面為三寸

- 壓痛：用手一壓，會有痛感。
- 感覺敏感：稍微一刺激，皮膚便會很癢。
- 硬結：用手指觸摸，有硬結。
- 溫度變化：和周圍皮膚有溫度差，比如發涼或發燙。
- 色素沉澱：出現黑痣、斑點。

在找穴位之前，先壓一壓、捏一捏皮膚，如果有以上反應，就說明找對地方了。

2 記分寸

中醫裡有「同身寸」說法，在《難經》裡也提到，就是用自己的手指作為找穴位的尺度。大拇指的指間關節的寬度是「一寸」；食指和中指並列，從指尖算起的第二關節的寬度或食指、中指、無名指三指併攏，其橫寬面就是「二寸」；把四指併攏，第二關節的寬度就是「三寸」。

另外，倘若知道身體中哪一部位有什麼骨骼，找起穴位就更容易了。比如低頭時，脖子後部正中最突出的凸骨，就是第七頸椎，緊接著的凸骨是第一胸椎；兩邊肩胛骨的最下端跟第七胸椎骨的突起在一條線上；腰左右兩側突出的骨頭，也就是繫腰帶的位置，跟第四腰椎的突起在一條線上。

2. 指法掌握的技巧

在穴道刺激中，最常用的手法就是指壓。指壓的第一個訣竅是利用容易施力的大拇指，或食指、中指，用指腹按壓，可以加重壓力，而且長時間按壓也不覺得疲倦。

還有一個訣竅，就是按壓的補瀉之分。有慢性病或長期營養不良的人往往身體虛弱，這時要予以輕刺激，溫柔一點，稱為補法，即補充能量，使器官恢復到正常水準；當某些患者神經亢奮、疼痛較強時，要予以重壓，稱為瀉法，即抑制過高能量的刺激法。一般來說，每次按壓3～5秒，中間間隔2～3秒，重複三～五次，效果最好。

《內經》知多少——

《難經》中關於經脈分寸的描述，尤其是同身寸部分，是對其非常好的補充與進一步闡釋。

原文：尺寸者，脈之大要會也。從關至尺是尺內，陰之所治也；從關至魚際是寸內，陽之所治也。故分寸為尺，分尺為寸。故陰得尺內一寸，陽得寸內九分，尺寸終始，一寸九分，故曰尺寸也。

釋義：寸口脈是經脈之氣重要會合處。從關部到尺澤，屬於尺部脈範圍，屬陰；從關部到魚際，屬於寸部脈範圍，屬陽。從魚際至尺澤長一尺一寸（同身寸法），若以關為界，至魚際為一寸，至尺澤為一尺。故從關向上分去一寸，即為尺部；從關向下分去一尺即為寸部。但切按寸口脈不需要這樣的長度，按實際需要，結合陰陽的道理，尺部取其一寸，寸部取其九分，以合陰陽之數，這樣尺部至寸部共一寸九分。所以寸口脈分為尺寸。

第二章　沿著經絡，可找到養生治病的最好捷徑

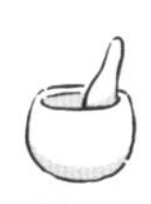

養生，先讓肺經暢通起來

在《黃帝內經》中，肺被比喻為「相傅之官」，心為「君主之官」。君主是皇上，相傅就是皇上的老師或宰相，因此很多時候老師地位是在皇帝之上。從人體本身來看，位置高於心臟的就是肺，足見肺在人體的重要地位。

與之類似，手太陰肺經，簡稱肺經，對我們養生也是極其重要。從位置上看，肺經起始於胃部，向下絡於大腸，然後穿過膈肌，屬於肺臟。再從肺繫橫出腋下，沿著上臂內側下行，走在手少陰、手厥陰經之前，下行向肘中，沿前臂內側橈骨邊緣進入寸口，上行向大魚際部，沿邊際，出大指末端。

肺經不好容易患呼吸系統或五官疾病。不僅如此，如果肺經出了問題，還可能導致其所經過的關節或肌肉出現病痛。那麼，我們該如何利用這條重要的

經絡來養生呢？

肺經上分布著三個很重要的穴位，分別是尺澤穴、孔最穴和太淵穴。

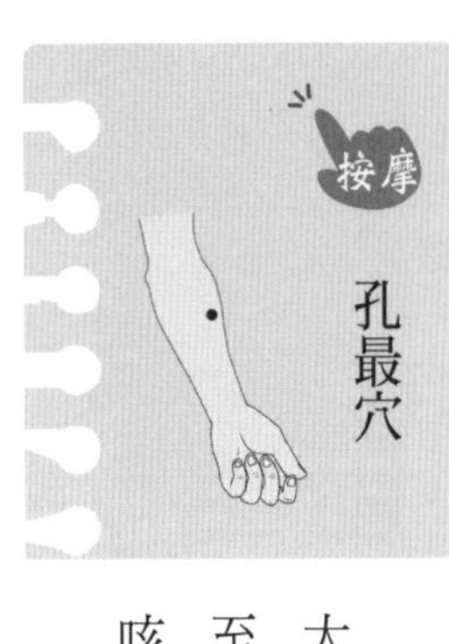

1. 尺澤穴

尺澤穴位於肘橫紋上肱二頭肌肌腱橈側的凹陷處，是最好的補腎穴。透過降肺氣而補腎，最適合上實下虛的人，高血壓患者多是這種體質，另外按壓尺澤穴對於肺經引起的咳嗽、氣喘、咯血、潮熱、胸部脹滿等很有效。

2. 孔最穴

孔最穴在前臂掌面橈側（大拇指方向），在尺澤穴與太淵穴（腕部動脈搏動處）連線上，腕橫紋上七寸（手腕至肘共十二寸，按比例取穴）。孔最穴對風寒感冒引起的咳嗽和扁桃腺炎效果不錯，還能治療痔瘡。

3. 太淵穴

如覺得氣不夠用，有吸不上氣的感覺，這時就可以點揉太淵穴（仰掌、腕橫紋之橈側凹陷處）。此穴為肺經原穴，補氣效果尤佳。

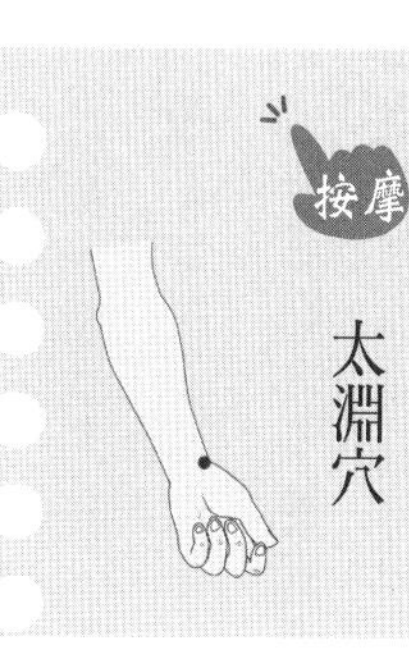

肺經是寅時當令，也就是凌晨3點到5點。這個時候，是按摩肺經的最佳時間。但這個時候應該是人睡得最沉的時候，怎麼辦呢？在同名經上找，也就是足太陰脾經（上午9～11點當令）。也就是在上午9～11點脾經旺時進行按摩，也能取得同樣的效果。

《內經》知多少——

原文：手太陰之脈，是動則病肺脹滿，膨膨而咳，缺盆中痛，甚則交兩手而瞀，此為臂厥。是主肺所生病者，咳上氣，喘渴，煩心，胸滿，臑臂內前廉痛厥，掌中熱。

釋義：手太陰肺經之經氣發生異常的變動，就會出現肺部脹滿，氣喘，咳嗽，缺盆部疼痛等症狀；在咳嗽劇烈的時候，病人常常會交叉雙臂按住胸前，並感到眼花目眩、視物不清，這就是臂厥病，是由肺經之經氣逆亂所導致的一種病證。手太陰肺經上的腧穴主治肺臟所發生的疾病，其症狀是咳嗽氣逆，喘促，口渴，心中煩亂，胸部滿悶，上臂內側前緣的部位疼痛、厥冷，手掌心發熱。

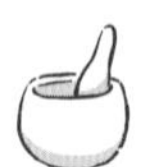

大腸經，助你無毒一身輕鬆

手陽明大腸經，簡稱大腸經，起於食指末端的商陽穴，沿食指橈側，通過合谷、曲池等穴，向上會於督脈的大椎穴，然後進入缺盆穴，聯絡肺臟，通過橫隔，入屬於大腸。

手陽明大腸經是多氣多血的經絡，氣血的生成與循環有賴於排泄功能的正常發揮。也就是說，如果人體內的垃圾不能正常排出，氣血就無法進來，於是我們的身體就會產生痠、麻、痛、脹等感覺。《黃帝內經》裡說：大腸經之經氣發生異常的變動，就會出現牙痛、頸部腫大、眼睛發黃、口中乾燥、鼻塞或出鼻血、肩前與上臂疼痛、食指疼痛而不能活動等症狀。

由於大腸經為多氣多血之經，陽氣最盛，用刮痧和刺絡的方法，最能驅除體內熱毒，如果平時進行敲打，就可以清潔血液通道，預防青春痘。還能對蕁麻疹、便秘、腹脹、神經性皮炎、日光性皮炎、牛皮癬、丹毒[8]等起到很好的作用。

在五行裡，肺與大腸同屬於金，肺屬陰在內，大腸為陽在外，兩者是表裡關係，我們知道肺是負責運化空氣的，大腸負責傳導糟粕，因此，大腸經的邪氣容易進入肺經，當然肺經的邪氣也可以表現在大腸經上。例如，大腸經出現問題，而我們沒有採取措施阻止外邪的進攻，外邪就會長驅直入，進入人體的內部——肺經，這時即會出現較嚴重的肺病。可見，大腸經對我們養生至關重要。

那麼，什麼時候按摩大腸經最好呢？

8 丹毒是由溶血性鏈球菌所引起的急性皮膚炎症，常經由皮膚或黏膜的微小傷口進入人體。通常先有皮膚疼痛及壓痛現象，經過幾個小時即可發現且可觸摸到病灶，丹毒的病灶較為表淺(皮內)，界限明顯，顏色較鮮紅，好發於面部及下肢，較易出現淋巴管發炎的現象(淋巴腺炎)，有時表皮可見水泡產生，易有高燒現象。

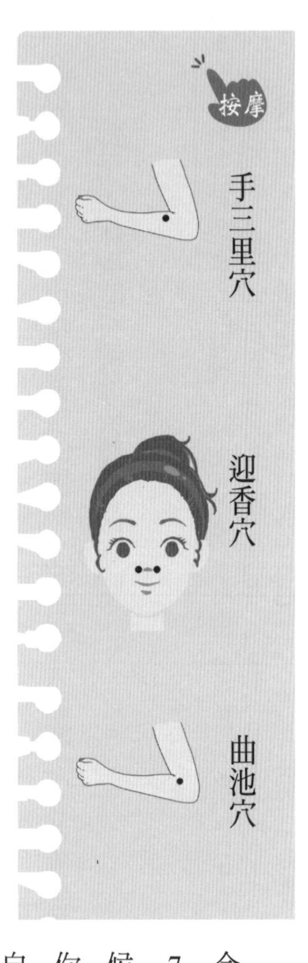

大腸經當令的時間是5～7點，這個時候按摩最好。你只要把左手自然下垂，用右手敲左臂，一敲就是大腸經。敲的時候有痠脹的感覺。

大腸經上最主要的穴位是手三里穴、迎香穴和曲池穴。

- 屈肘，將上、下手臂彎曲90度，肘內側有一條線叫肘橫紋，橫紋的外側是曲池穴，在曲池穴下2寸處即為手三里穴，此穴對緩解上肢疲勞、痠痛特別有效。
- 迎香穴可以說是治療鼻塞的特效穴位。遇到感冒引起的鼻塞、流涕，或者過敏性鼻炎時，按摩兩側的迎香穴大約1至2分鐘，症狀就可以立刻緩解。
- 曲池穴是治癢奇穴，通治各種皮膚病，還能降血壓；也可以瀉熱，如果你心情煩躁，感覺心裡憋著火時就可以把大拇指按在曲池穴，作前後撥動，這時會感覺痠脹或有點疼，不一會兒，心緒就會安寧，火氣也能降下來。

《內經》知多少——

原文：大腸手陽明之脈，是動則病齒痛頸腫。是主津液所生病者，目黃口乾，鼻衄，喉痹，肩前臑痛，大指次指不用。氣有餘則當脈所過者熱腫，虛則寒慄不復。

釋義：手陽明大腸經之經氣發生異常的變動，就會出現牙齒疼痛，頭部腫大等症狀。手陽明大腸經上的腧穴主治津液不足的疾病，其症狀是眼睛發黃，口中乾燥，鼻塞或出鼻血，喉頭腫痛以致氣閉，肩前與上臂疼痛，食指疼痛而不能活動。本經經氣有餘時，就會出現經脈所過之處發熱而腫的病象。本經經氣不足時，就會出現發冷顫抖，不易恢復溫暖等病象。

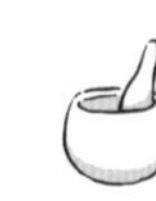

心包經，保養心系統的命定經脈

《黃帝內經》裡說：心者是君主，也就是皇上。古時候皇上是九五之尊，是受不得半點委屈的。那麼，就需要一個東西「代君受過」，那就是心包。

中醫指出，心包是心外面的一層薄膜，當外邪侵入時，心包就要擋在心的前面首當其衝。所以，很多心臟上的毛病都可以歸納為心包的病。如果沒有原因卻感覺心慌或心似乎要跳出胸膛，這肯定是心包受邪引起的，而不是心臟的病。

手厥陰心包經，是從心臟的周邊開始，到達腋下三寸處，然後沿著手臂陰面中間的一條線，止於中指。經常敲打心包經對於解鬱、紓壓的效果非常好。撥動心包經時，先找到自己腋下裡邊的一根大筋，然後用手指掐住撥動，這時你會感覺小指和無名指發麻。每天19～21點之間撥數十遍，就可以排遣鬱悶，排去心包積液，對身體非常好。

心包經沿著胳膊前臂一直從中指出去的，所以心臟病會伴隨著手指發麻的毛病，如果連小指都發麻，那就是很嚴重了，因為小指的周邊就是心經，小指發麻表示這已經不是心包的病，而是心臟的病。當心臟出現刺痛的時候就是心臟病已經發展得很嚴重了。因此，很多老人都很注重鍛鍊手指的靈活度，只要手指靈活，就表示氣血還能流到身體的各個部位，五臟基本上沒問題。

一般來說，人過了35歲都有必要常敲心包經。因為長時間的飲食不正確，不健康的生活習慣，使得血液中的膽固醇與脂肪含量增高，血液中膽固醇太多時，就會逐漸粘黏在血管壁上，造成血管狹窄，彈性變差，繼而導致血液流動不暢，誘發心肌梗塞及腦中風等嚴重併發症。經常按摩心包經可以使血液流動加快，促使附著在血管壁上的膽固醇代謝。

此外，心包經上還有一個很重要的穴位——內關穴。內關穴位於在前臂內側，具體就是將右手三個手指頭併攏，把三個手指頭中的無名指，放在左手腕橫紋上，這時右手食指和左手手腕交的叉點，此穴具有「寧心安神、理氣止痛、和胃降逆」的作用。如果有心律不整現象，可以在工作之餘，每天花2分鐘左右的時間按揉，力量不要太大，有痠脹感即可。經常按揉內關穴可以增加心臟的無氧代謝，增強其功能。

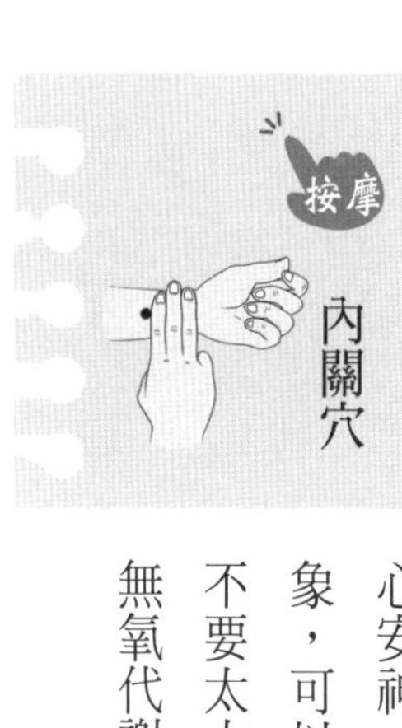

《內經》知多少——

原文：手心主之別，名曰內關，去腕二寸，出於兩筋之間，循經以上繫於心，包絡心繫。實則心痛，虛則為頭強。取之兩筋間也。

釋義：手厥陰心包絡經別出的絡脈，名叫內關。它在距離腕關節兩寸處，從兩筋的中間別行分出，由此再沿著手厥陰心包絡經的正經向上走行，而聯繫於心，並包繞聯絡於心臟與其他臟腑相聯繫的脈絡。倘若它發生病變，其屬於實證的，就會出現心痛的症狀；而其屬於虛證的，就會出現頭頸部僵硬強直的症狀。對於以上這些病證，都可以取用位於手掌後方、兩筋之間的內關穴來進行治療。

肝經一通，氣順了、睡覺也香

足厥陰肝經，起於大腳趾內側的指甲緣，向上到腳踝，然後沿著腿的內側向上，在腎經和脾經中間，繞過生殖器，最後到達肋骨邊緣止。

中醫認為，肝經出現問題，人體通常會表現出腹瀉、嘔吐、咽乾、面色晦暗等症狀。《黃帝內經》也指出：肝經的經氣發生異常，人就易患疝氣、小腹腫脹等病證；病情嚴重時，還會出現喉嚨乾燥等。那麼，應如何養肝經呢？

肝經在凌晨1點到3點的時候值班，也就是肝經的氣血最旺的時候，這個時候人體的陰氣下降，陽氣上升，人應處在熟睡之中。雖然睡覺養肝是再簡單不過的事，但是對於很多經常應酬的人來說，這個時候可能正在興頭上，一筆生意就要談成了，精神正處於很興奮的狀態，根本不可能睡覺。其實，這是非常傷肝的，現在有很多罹患肝臟疾病的人，就是因為不注意養肝造成的。

中醫裡講心主神、肝主魂，到晚上的時候這個神和魂都該回去的，但是神回去了魂沒有回去，這就叫「魂不守神」，解決辦法就是按摩肝經，讓魂回去。你可能很困惑，大半夜按摩，豈不是更睡不著了？沒錯，我們無法大半夜為自己按摩，那麼，該怎麼辦呢？如果你經常有失眠的情況，建議你在19～21點的時候按摩心包經，因為心包經和肝經屬於同名經，所以在19～21點時按摩心包經也能達到刺激肝經的作用。

《內經》知多少——

原文：（足厥陰肝經）是動則病腰痛不可以俯仰，丈夫㿗疝，婦人少腹腫，甚則。嗌乾，面塵脫色。

釋義：足厥陰肝經之經氣發生異常的變動，就會出現腰部作痛以致不能前後俯仰，男子病發㿗疝（指睪丸硬連少腹），女子小腹腫脹等症狀；病情嚴重時，還會出現喉嚨乾燥，面部像蒙著灰塵一樣黯無光澤等症狀。

營養足、骨骼好，就去拍膽經

足少陽膽經是人體循行線路最長的一條經脈，它從人的外眼角開始，沿著頭部兩側，順著人體的側面向下，到達腳的小趾和小趾旁倒數第二個腳趾（次趾），幾乎貫穿全身。

《黃帝內經》說，人體的五臟六腑十一個臟器都取決於膽氣的生發，膽氣生發，人體狀態才會很好。讓膽氣生發起來的方法就是握拳輕敲膽經。膽經在人體的側面，輕敲的時候從臀部環跳穴開始一直往下敲拍風市、中瀆、膝陽關等穴，每穴敲打四下算一次，每天敲左右大腿各五十次，也就是左右各二百下。

有些人輕敲完膽經後會失眠，這又是為什麼呢？膽經和三焦經都是少陽經，其實是同一條經，在手臂上是三焦經，在腿上就是膽經，敲完膽經頭痛失眠的人，通常是邪氣被趕到三焦經了，若再輕敲三焦經，問題也就解決了。

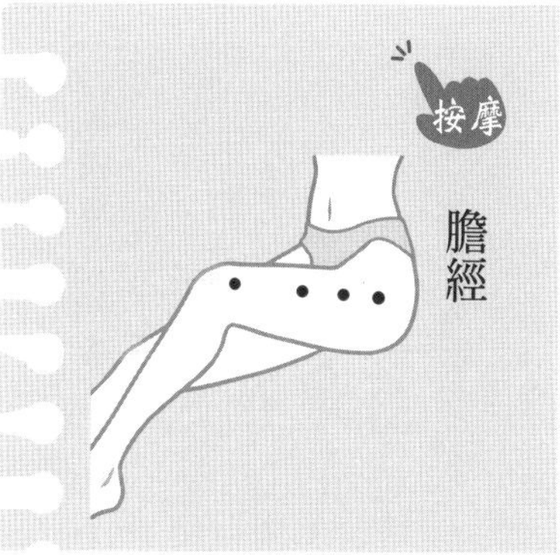

按摩
膽經

《黃帝內經》還指出，足少陽膽經上的腧穴主治骨所發生的疾病，其症狀是頭痛，頷部疼痛，外眼角痛，缺盆中腫痛，腋下腫脹，腋下或頸部長結節，自汗出而戰慄怕冷，瘧疾，胸脅、肋部、大腿、膝蓋等部位的外側，直至小腿外側、外踝前等部位以及膽經經脈循行所經過的各個關節都發生疼痛，足小趾旁側之足趾（即第四足趾）不能活動。

所以，我們如果能善加利用膽經，會對營養吸收和骨骼保健產生極好的效果。

《內經》知多少——

原文：膽足少陽之脈，是動則病口苦，善太息，心脅痛不能轉側，甚則面微有塵，體無膏澤，足外反熱，是為陽厥。是主骨所生病者，頭痛頷痛，目銳眥痛，缺盆中腫痛，腋下腫，馬刀俠癭，汗出振寒，瘧，胸脅肋髀膝外至脛絕骨外踝前及諸節皆痛，小指次指不用。

釋義：足少陽膽經之經氣發生異常的變動，就會出現口苦，時常歎氣，胸脅部作痛以致身體不能轉動等症狀；病情嚴重時，還會出現面部像有灰塵蒙罩著一樣黯無光澤，全身皮膚乾燥而失去潤澤之色，以及足外側反覺發熱等症狀，以上這些病證就叫做陽厥病。

通好腎經，小毛病沒了，人也有力量了

足少陰腎經在人體內的循行路線由足小趾開始，經足心、內踝、下肢內側後面、腹部，止於胸部。

腎經出現問題時，人體一般會表現出如下症狀：口乾、舌熱、咽喉腫痛、心煩、易受驚嚇；另外還有心胸痛，腰脊、下肢無力或肌肉萎縮麻木，腳底熱、痛等症狀。

關於這一點，《黃帝內經》有相關的闡述：「腎足少陰之脈，是動則病饑不欲食，面如漆柴，咳唾則有血，喝喝而喘，坐而欲起，目院皖如無所見，心如懸若饑狀，氣不足則善恐，心惕惕如人將捕之，是為骨厥。」

針對這些問題，有兩個方法可以解決。

第一種方法是沿著腎經的循行路線進行刺激。腎經連繫著很多臟腑器官，透過刺激腎經就可以疏通很多經絡的不平之氣，還能調節安撫相連絡的內臟器官。

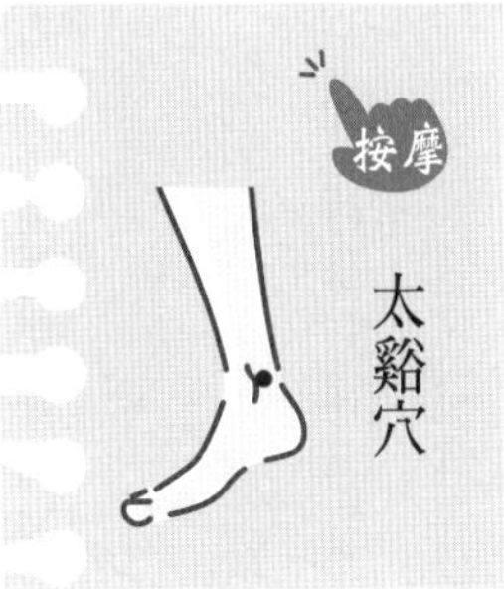

按摩

太谿穴

另一種方法則是刺激分布在腎經循行路線上的重點穴位，如太谿穴。當我們感覺腰痠膝軟、頭暈眼花，按按腳踝外側凸起骨頭和阿基里斯腱中間凹陷處的太谿穴，當時就會見效，比吃補腎的藥還管用，太谿穴幾乎對各種咽炎都有效，尤其是那種常覺得咽喉乾燥、腫痛，屬於中醫上講的腎陰不足原因引起的咽症。

腎經是在酉時（17～19點）當令，如果需要服中藥的話，這個時候服用，效果比較好。另外，如果家裡有人經常在這個時候發低燒，很可能就是腎氣大傷引起的，一定要多加注意。這種情況多發生在青春期的男孩和新婚夫婦身上。青春期的男孩情竇初開，手淫的次數可能會比較多，新婚夫婦性生活往往不加節制，這兩者都會過多損耗腎精，傷了元氣。

總之，為了我們一生的幸福，一定要利用好腎經，腎精充足，腎就會變得強大，整個人充滿力量，所有的問題也就迎刃而解了。

《內經》知多少——

原文：腎足少陰之脈，是動則病飢不欲食，面如漆柴喲，咳唾則有血，喝喝蹣而喘，坐而欲起，目䀮䀮如無所見心如懸若飢狀，氣不足則善恐，心惕惕如人將捕之，是為骨厥。

釋義：足少陰腎經之經氣發生異常的變動，就會出現雖覺飢餓卻不想進食，面色像漆柴一樣黯黑無澤，咳唾帶血，喘息喝喝有聲，剛坐下去就想站起來，視物模糊不清，就好像看不見東西一樣，以及心中如懸掛在空中似的空蕩不寧，其感覺就好像處於飢餓狀態一樣；氣虛不足的，就常常會有恐懼感，其病證發作時，患者心中怦怦跳動，就好像有人要來逮捕他一樣，以上這些病證就叫做骨厥病。

長痘、生瘡，胃經為你排憂解難

足陽明胃經是人體經絡中分支最多的一條，共有兩條主線和四條分支，主要分布在頭面、胸部、腹部和腿外側靠前的部分。

由於胃是人體氣血生成的地方，而氣血又是人體能量的最基本保障，所以無論治病還是保健養生，胃經都是不容忽視的。《黃帝內經》指出，胃經發生異常，易出現全身陣陣發冷，額部暗黑、神慌驚恐、腹脹腸鳴等氣血逆亂的症狀。所以，打通胃經是保證全身氣順血暢的重要保障。

很多人臉上易長痘痘，這其實是胃寒的現象。不管冬天夏天都愛喝冷飲，這就容易造成胃寒，當身體又遭遇到外界來的寒氣，出於自保，身體就會用自身散發的熱來抵禦寒氣，這種熱是燥火，燥火不停往外攻，皮膚就成為它的出口。也就是說，痤瘡就是體內燥火的反映，其根源在於胃，治療時應該從胃經入手。經常情緒不好的人也容易長痘痘，這也是由於胃寒造成的。

但是也有很多人，情緒不好，也經常喝冷飲，但是很少長痤瘡，這怎麼解釋呢？不長痤瘡並不是說他沒有胃寒，而是他已經沒有胃火攻出來了。那麼他的胃寒怎麼疏解呢？雖然不在臉上，但是胃經會一直向下走，經過乳中（乳房的正中線），發生在女孩子身上，就很可能會發生痛經、月經不調，並且在經期前後乳房脹痛和大腿根部痠痛，這就是胃經不調所引起的問題。因為胃經經過乳房和大腿根，導致經血下不來，這些地方就會因為不通則痛。

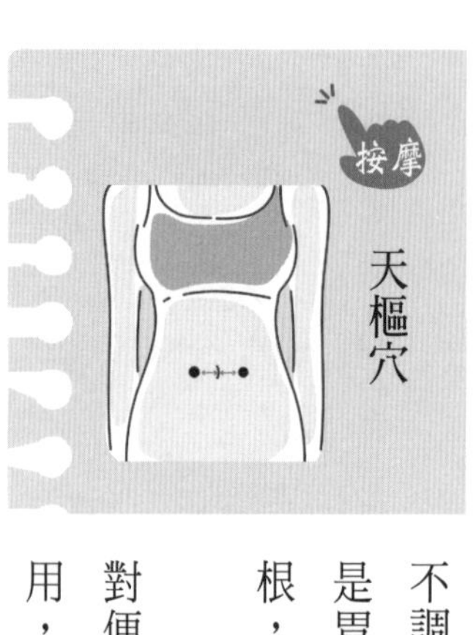

足陽明胃經上的天樞穴，是大腸的募穴，按摩此穴對便秘、消化不良、臍周疼痛、噁心嘔吐有很好的作用，此外，腹瀉者按壓天樞穴也會有很好的療效，力量

可以稍大一些。

按摩胃經及其上的穴位，主要目的就是調節腸胃功能，所以飯後一個小時左右就可以開始按揉了。另外，早上7～9點是胃經當令的時間，這個時候人一定要吃早餐，以提升胃氣，保證身體所需的能量。

《內經》知多少——

原文：胃足陽明之脈，是動則病灑灑振寒，善呻數欠顏黑，病至則惡人與火，聞木聲則惕然而驚，心欲動，獨閉戶塞牖而處，甚則欲上高而歌，棄衣而走，賁響腹脹，是為骭厥。

釋義：足陽明胃經之經氣發生異常的變動，就會出現全身一陣陣發冷戰慄，就好像被冷水淋灑過一樣，以及頻頻呻吟，時作呵欠，額部暗黑等症狀。發病時怕見人和火光，聽到木器撞擊所發出的聲音，就會神慌驚恐，心中跳動不安，因此病人喜歡關閉門窗而獨處室內。在病情嚴重時，就會出現病人想要爬到高處去唱歌，脫了衣服而亂跑，以及腹脹腸鳴等症狀，這樣的病證被稱為是骭厥病。

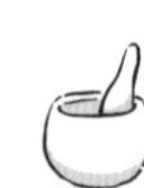

護佑全身，膀胱經是天賜大脈

在中醫裡，足太陽膀胱經是很重要的經脈，它從足後跟沿著後小腿、後脊柱正中間的兩旁，一直上到腦部，是一條大的經脈。

《黃帝內經》中說：膀胱經有問題的人會發熱，即使穿著厚衣服也會覺得冷，流鼻涕、頭痛、項背堅硬疼痛，腰好像要折斷一樣疼痛，膝蓋不能彎曲，小腿肚疼，股關節不靈活，癲癇、痔瘡都會發作，膀胱經經過的部位都會疼痛，足小趾也不能隨意運動。

緩解這些症狀，就要適時刺激膀胱經。那什麼時候才算合適呢？申時（下午3～5點）為膀胱經當令的時段。因為膀胱經經過腦部，而此時膀胱經又很活躍，這使得氣血很容易上輸到腦部，所以這個時候不論是學習還是工作，效率都很高。古語說「朝而授業，夕而習複」，就是說在這個時候溫習早晨學過的功課，效果會很好。如果這個時候出現記憶力減退、後腦疼等現象，就是膀胱經出了問題，因為下面的陽氣上不來，上面的氣血又不夠用，腦力自然達不到。也有人會在這個時候小腿疼、睏倦，這也是膀胱經的毛病，是陽虛的表現。

按摩

睛明穴

承山穴

由於膀胱經大部分在背部，所以自己刺激時，應找一個類似擀麵棍的東西放在背部，然後上下滾動，這樣可以有效刺激相關穴位，還能放鬆整個背部肌肉。也可以在脊柱兩旁進行走罐[9]，對感冒、失眠、背部痠痛的療效很好。在頭部，循著膀胱經的循行路線用手模仿梳頭動作進行刺激，也能夠緩解頭昏腦漲。

膀胱經是人體最大的排毒通道，無時不在傳輸邪毒，而其他諸如：大腸排便、毛孔發汗、腳氣排濕毒，氣管排痰濁，以及涕淚、痘疹、嘔穢等雖也是排毒的途徑，但都是局部分段而行，最後也要併歸到膀胱經。所以，要想驅除體內毒素，不只是大腸經，膀胱經也必須暢通無阻。

膀胱經上有幾個穴位很好用，例如睛明穴能治打嗝，打嗝時可以用雙手拇

9 走罐又稱推罐。先在罐口或吸拔部位上塗抹潤滑劑，將罐吸拔于皮膚上，再以手握住罐底，稍傾斜罐體，向前後推拉，或做環形旋轉運動，如此反復數次，至皮膚潮紅、深紅或起痧點為止。

指加大力氣點按穴位，使其有強烈的痠脹感，能產生很好的抑制作用。位於小腿後方正中間，小腿伸直時，小腿後側中央的凹陷處的承山穴，具有理氣止痛、舒筋活絡、消痔的作用，主要用來治療痔瘡和緩解肌肉疲勞以及腰痛等，對便秘也有一定的效果，尤其對治療登山或長時間運動之後引起的小腿痠脹抽筋效果很好。

《內經》知多少——

原文：膀胱足太陽之脈，是動則病衝頭痛，目似脫，項如拔，脊痛腰似折，髀不可以曲，膕如結，踹如裂，是為踝厥。

釋義：足太陽膀胱經之經氣發生異常的變動，就會出現伴有氣上衝之感覺的頭痛，眼睛疼痛得就好像要從眼眶中脫出似的，頸項就好像在被牽拔一樣緊張疼痛，脊柱和腰部就好像已被折斷般地疼痛難忍，髖關節不能屈曲，膝部就好像已被綑綁住一樣緊澀結滯、不能運動自如，小腿肚疼痛得就好像要裂開一樣，以上這些病證就叫做踝厥病。

第三章　用好體內的黃金穴，健康就在彈指之間

養生第一穴，命門手握生死牌

命門穴是人體督脈上的要穴。所謂「命門」，即人體生命之門的意思，是先天之氣蘊藏所在，是人體生化的來源，是生命的根本。

《黃帝內經》指出，命門是全身神氣和精氣藏舍的地方，也是維持原氣不斷化生的地方，又是生殖之精的源泉，對男子所藏生殖之精和女子胞宮的生殖功能有重要影響。所以，命門穴是人體一大長壽養生的大穴。

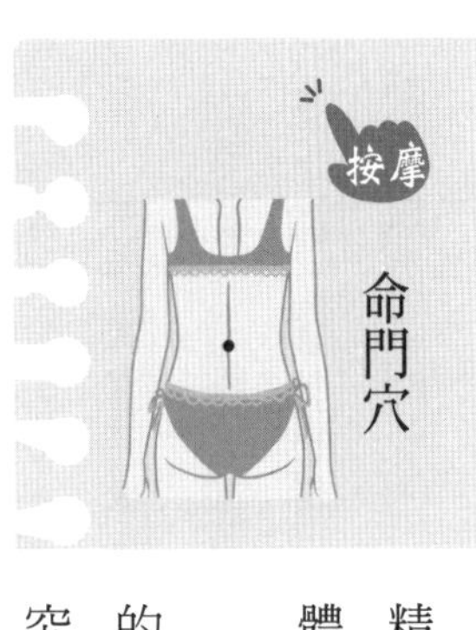

命門的功能包括腎陰和腎陽兩方面的作用。近代醫學的觀點，還多傾向於命門是藏真火，稱之為命門火。有研究顯示，命門之火就是人體陽氣，從臨床看，命門火衰的

病與腎陽不足證大多一致，補命門火的藥物多半具有補腎陽的作用。

經常摩擦在脊椎上、肚臍正後方的命門穴可強腎固本，溫腎壯陽，強腰膝固腎氣，延緩人體衰老。疏通督脈上的氣滯點，加強與任脈的聯繫，促進真氣在任督二脈上的運行。同時，還能治療陽痿、遺精、脊強、腰痛、腎寒陽衰，行走無力、四肢困乏、腿部浮腫、耳部疾病等症。

平素對命門穴進行刺激可促進腰部的氣血循環，按摩方式為以手掌來回摩擦此穴，待搓熱後，手掌不要立刻放開，在原處按壓數分鐘。或是手握拳，以拳尖置於命門穴上，順時針壓揉九次，再逆時針壓揉九次，重複壓三十六次。

另外，按摩命門穴時腰背宜稍後仰，按摩力度宜盡量地大，以局部有痠脹感為宜。在按摩的同時，可配合作以腰為支點的俯仰或旋轉動作，以活動腰部。

最後，再向大家介紹一個腰部活動鍛鍊法，有助於疏通腰部的氣血執行，達到健腎強腰的作用。

兩腿分開，與肩同寬，兩手側平舉。吸氣，將腰慢慢向左轉，保持一會兒。呼氣，動作還原。然後再向右轉，動作相同。如此連續做三十次左右。做完後，閉目，放鬆。

《內經》知多少——

原文：腎兩者，非皆腎也。其左者為腎，右者為命門。命門者，諸神精之所舍，元氣之所繫也。故男子以藏精，女子以繫胞。

釋義：腎臟有兩枚，但並非都稱作腎，其左側的稱為腎，右側的稱為命門。命門是全身神氣和精氣藏舍的地方，也是維持元氣不斷化生的地方，又是生殖之精的源泉。男子賴以維持精子發育和精液的藏瀉，女子賴以維繫胞宮等生殖功能的成熟。

百會穴，開發潛能、增補真氣

百會穴首見於《針灸甲乙經》，別名「三陽五會」。《黃帝內經》稱之為「巔」，是人體督脈上的要穴。《采艾編》中說：「三陽五會，五之為言百也」，意為百脈於此交會。百脈之會，百病所主，故百會穴的治療適應症頗多，

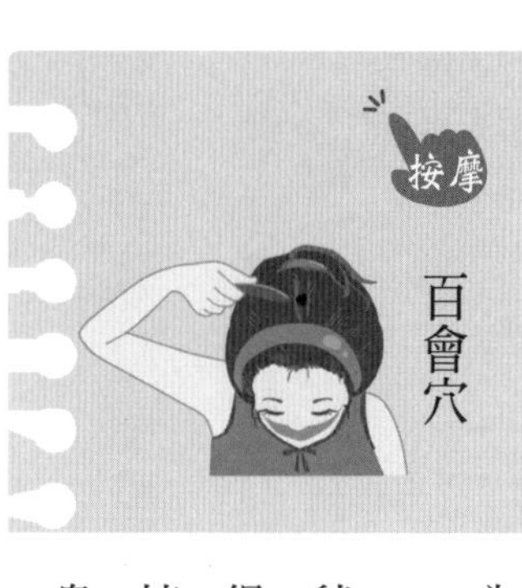

為臨床常用穴之一。

關於百會穴，曾有這樣一則故事：有一次，扁鵲路過虢國，見到那裡的百姓都在進行祈福消災的儀式，經詢問得知是太子死了有半日。然而，扁鵲經過進一步詢問詳情，認為太子患的只是一種突然昏倒不省人事的屍厥症[10]，鼻息微弱，像死去一樣。他讓弟子磨研針石，刺太子的百會穴，又讓學生子豹「為五分之熨」，煮「八減劑」（古方名，今已失傳），分別熱敷太子的兩脅下，使溫熱藥氣深入體內五分，後用八減方的藥混合使用，太子竟然坐了起來，和常人無異。繼續調補陰陽，兩天以後，太子完全恢復了健康。

百會穴既是長壽穴又是保健穴，此穴經過鍛鍊，可開發人體潛能，增加體內的真氣，調節心、腦血管系統功能，益智開慧，澄心明性，輕身延年，青春不老，是治療多種疾病的首選穴，並能治療頭痛、眩暈、昏厥、低血壓、失

10 屍厥（cadaverous syncope）古病名。是指各種原因致腦神嚴重受損，以神志喪失，身體僵直，不能言動，二便失禁，其狀若屍　主要表現的疾病。厥證之一。出《黃帝內經素問．繆刺論篇》等。

眠、耳鳴、鼻塞、神經衰弱、脫肛、中風失語、陰挺[11]等症。

百會穴的保健方法有四種：

1. **按摩法**：端坐在椅子上，用手掌按摩頭頂中央的百會穴，每次按順時針方向和逆時針方向各按摩五十圈，每日二～三次，可以疏通經絡，提升督脈的陽氣。

2. **叩擊法**：用右空心掌輕輕叩擊百會穴，每次十下。輕輕叩擊有活血通絡的作用，當外感風寒出現頭疼或休息不好、失眠引起頭部脹痛時，可用此方法緩解。

3. **點揉法**：以一手的中指或食指附於百會穴上，先由輕漸重地按三～五下，然後再向左、向右各旋轉揉動三十至五十次。如果是體質虛弱者，開始按揉時動作要輕一些，以後逐漸加重。

4. **溫灸法**：持扶陽罐溫灸該穴位，時間為3至5分鐘，讓罐體的溫熱、紅外線及磁場刺激該穴位，可預防頭昏頭痛、失眠、陽氣不足、神經衰弱等疾病。

11　陰挺，病證名。婦科常見疾病之一。指婦人陰道中有物突出。包括子宮脫垂、陰道壁膨出、陰痔、陰脫等。

《內經》知多少——

原文：督脈者，起於少腹以下骨中央。與太陽起於目內眥，上額交巔，上入絡腦，還出別下項，循肩髆內，俠脊抵腰中，入循膂，絡腎。

釋義：督脈起於小腹之下的橫骨中央。與足太陽經共起於目內眥，上行至頭頂正中的最高處（百會穴），左右交會於巔頂，內入聯絡與腦，再出於腦，分別經左右頸項下行，循行肩胛，內行俠脊，抵達腰中，入內循膂絡，於腎臟而止。

足三里穴，人體第一長壽穴

很多身體處於亞健康狀態的人，大多都是受了消化不良的影響。胃腸功能不好，人體的吸收能力就差，吃進身體裡的食物經常因為無法吸收而直接排出，營養得不到充分利用，身體自然不健康。

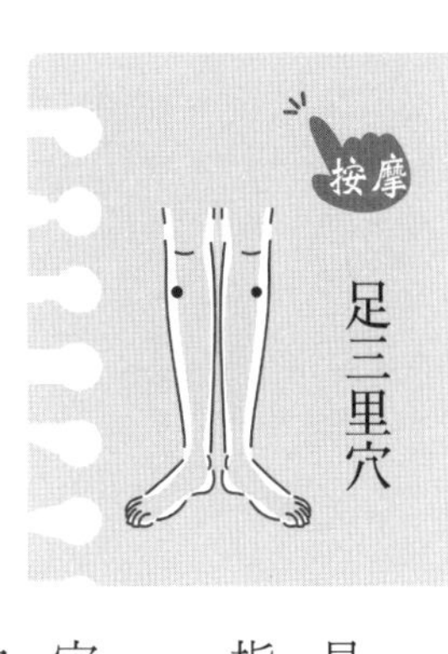

足三里穴是調節消化系統，治療腸胃病的首選穴，具疏通經絡、調和氣血作用。位於膝蓋邊際下約四橫指、脛骨旁開一橫指處。

中醫有「肚腹三里留」的說法，經常刺激足三里穴，可使胃腸蠕動有力而規律，並提高多種消化酶的活力，增進食欲，幫助消化。正如《黃帝內經》所言：胃腑病變的症狀，可以透過足三里穴進行治療。

按揉足三里穴能預防和減輕很多消化系統的常見病症，如胃十二指腸潰瘍、急性胃炎、胃下垂等，解除急性胃痛的效果也很明顯，對於嘔吐、呃逆、噯氣、腸炎、痢疾、便秘、肝炎、膽囊炎、膽結石、腎結石絞痛以及糖尿病、高血壓等，也有很好的作用。

刺激足三里也可用艾灸，就是把艾炷直接放在穴位上面灸，皮膚上面不放置任何導熱的東西。這樣對提高人體自身免疫力有好處，對於那些由於機體免疫力下降導致的慢性疾病效果很好，比如哮喘。每星期艾灸足三里穴一～二次，每次灸15～20分鐘。

此外，還可以用手或按摩錘經常按揉敲打足三里，每次5～10分鐘，做到使足三里穴有一種痠脹、發熱的感覺即可。

不管使用哪種方法，一定要每天持續做，才能達到防病健身的作用。

《內經》知多少——

原文：胃病者，腹䐜脹，胃脘當心而痛，上肢兩脅，膈咽不通，食飲不下，取之三里也。

釋義：胃腑病變的症狀，表現為腹部脹滿，在中焦胃脘部的心窩處發生疼痛，且痛勢由此而上，支撐兩旁的胸脅作痛，胸膈與咽喉間阻塞不通，使飲食不能下嚥，當取用胃腑的下合穴，即本經（足陽明胃經）的足三里穴，來進行治療。

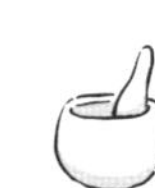

常按湧泉穴，腎氣足、臟腑滋潤

每個人都有多個長壽穴，湧泉穴就是其中之一。湧泉，顧名思義就是水如泉湧，水是生物體進行生命活動的重要物質，水有澆灌、滋潤之能。

人體穴位的分布結構獨特，功用玄妙。人體肩上有一「肩井」穴，與足底湧泉穴形成了一條直線，兩個穴位合起來看便是井水上下呼應，從井上可俯視到泉水。有水則能生氣，湧泉如山環水抱中的水抱之源，形成了一個強大的氣場，維護著人體的生命活動。

中醫認為：腎是主管生長發育和生殖的重要臟器，腎精充足就能發育正常，耳聰目明，頭腦清醒，思維敏捷，頭髮烏亮，性功能強盛。反之，若腎虛精少，則記憶減退，腰膝痠軟，行走艱難，性能力低下，未老先衰。

《黃帝內經》載道：「腎出於湧泉，湧泉者，足心也，為井木。」因此，經常按摩湧泉穴，有增精益髓、補腎壯陽、強筋壯骨之功，並能治療多種疾病，如昏厥、頭痛、休克、中暑、偏癱、耳鳴、腎炎、陽痿、遺精以及各類婦科病和生殖類病。

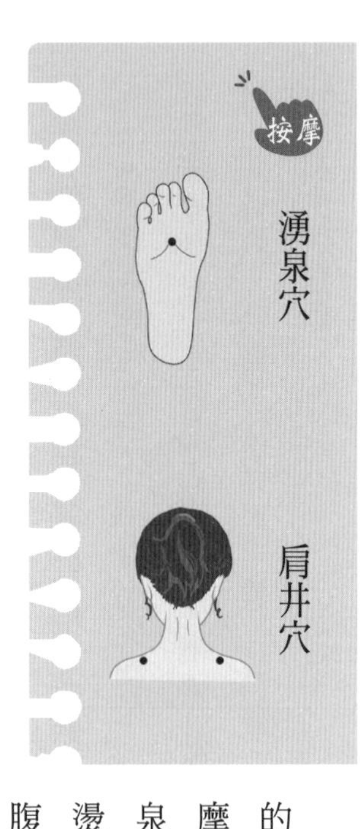

湧泉穴位於腳底板人字狀紋路的交叉點，其保健手法主要是按摩。端坐後，用手掌托來回搓摩湧泉及足底部一百零八次，以感覺發燙發熱為度，搓畢，再用大拇指指腹點按湧泉穴四十九下，以感覺痠痛為度，兩腳互換。最後，再用手指點按肩井穴左右各四十九次即可。

最後，再向大家介紹幾種湧泉穴的常用方法：

1. 先用熱水洗腳後擦乾，再把中指屈曲，用指間關節或者圓珠筆之類的去按壓湧泉穴數次、同時畫圈按摩。
2. 雙手大拇指上下相疊，吐氣時按壓、吸氣時放鬆，約反覆五～八次。
3. 彎腰困難的人，可雙腳踩網球或高爾夫球來回滾動，按摩腳底的湧泉穴。
4. 艾灸、貼敷湧泉穴也是臨床常用治療方法之一。例如感冒發燒時以白芥子、雞蛋清敷貼；急性扁桃腺炎時，以黃連和吳茱萸敷貼；前列腺肥大以水仙頭、大麻子敷貼；高血壓時，將丹參、槐花、鉤藤、桃仁、杏仁、胡椒、糯米等以雞蛋清調成稠狀膏敷貼。

《內經》知多少——

原文：腎出於湧泉，湧泉者，足心也，為井木。

釋義：腎臟的脈氣，開始於湧泉穴，湧泉穴的部位在足心的凹陷中，它被稱為井穴，在五行歸類中屬木。

頭面部出問題，首選合谷穴

合谷穴，之所以這樣命名，是因為它的位置在大拇指和食指的虎口間，拇指、食指像兩座山，虎口恰似一山谷。《黃帝內經》裡提到，合谷穴是手陽明大腸經的原穴，對人體非常重要。

按摩合谷穴，能使合谷穴所屬的大腸經脈循行之處的組織和器官的疾病減輕或消除。例如，可以醒腦開竅、疏風清熱、祛風解表、宣肺利竅、鎮靜安神、平肝息風、疏經活絡等。更重要的是，自古以來合谷穴還是治療頭面部疾病的首選要穴。

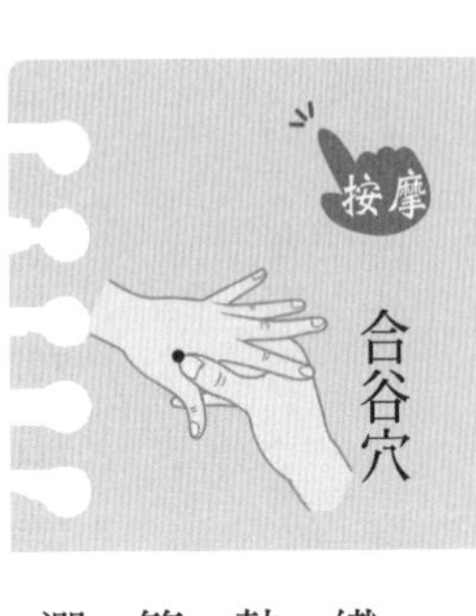

按摩合谷穴可改善以下疾病：頭痛、眩暈、目赤腫痛、鼻出血、鼻炎、咽喉腫痛、齒痛、面腫、目翳、聾啞、中風口噤、口眼歪斜、手指抽筋、臂痛、半身不遂、發熱惡寒、無汗、多汗、咳嗽、脘腹疼痛、嘔吐、便秘、痢疾、痛經、閉經、難產、小兒驚風、腮腺炎、蕁麻疹、疥瘡、瘧疾、丹毒、疔瘡。尤其是它的止痛效果非常好，還常被用於實行針灸麻醉。

實踐證明，合谷穴不僅能治療上述多種疾病，還能預防腦中風及老年癡呆。但要注意的是，體質較差的病人，不宜給予較強的刺激，孕婦一般不要按摩合谷穴。

《內經》知多少——

原文：大腸之原，出於合谷。合谷，在大指歧骨之間。

釋義：手陽明大腸經的原穴在合谷。合谷穴的部位在手拇指和食指的掌骨之間（即第一、二掌骨之間）。

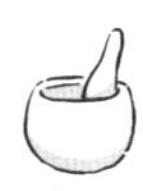

太衝穴，解憂慮、治感冒的良藥

中醫認為，肝臟的陽氣很足，火氣很大，是不能被壓抑的。

肝主筋，中風後遺症的患者經常出現手腳拘攣，就是筋抽在一起，證明肝已受傷了。肝開竅於目，肝血不足眼睛就會痠澀，視物不清；肝火太旺，眼睛就脹痛發紅。如果一個人整天精神渙散，思想難以集中，魂不守舍，證明其肝氣虛弱。有的人夜裡總做噩夢，兩三點鐘便會醒來，再難入睡，

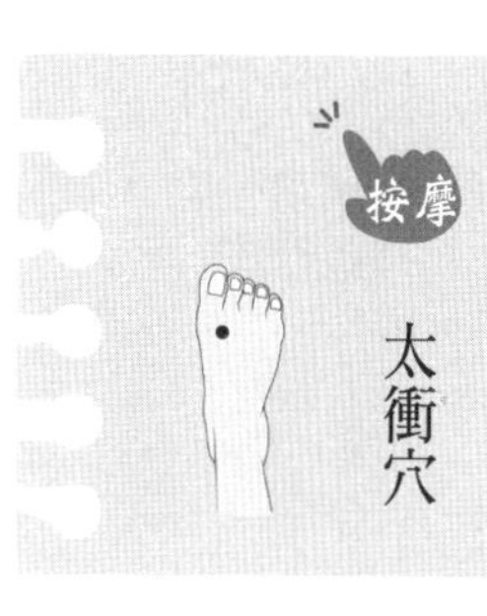

這是肝臟鬱結的濁氣在作怪。

上述這些問題，按摩第一二腳趾骨交接凹陷處的太衝穴都可以解決。《黃帝內經》指出，太衝穴是肝經的原穴，原穴的含義有發源、原動力的意思。也就是說，肝臟所表現的個性和功能都可以從太衝穴找到形質，按摩太衝穴有利於疏肝理氣，緩解易生氣、睡不好、壓力大的煩惱心情。

按摩太衝穴還可以治療感冒：感冒初起，有流涕、咽痛、全身不適等感覺時，先用溫水浸泡雙腳10～15分鐘，而後用大拇指由湧泉穴向腳後跟內踝下方推按，連續推按5分鐘，然後，再用大拇指按摩太衝穴由下向上推按，雙腳都按摩，每側按摩5分鐘。按摩之後，即刻會感到咽痛減輕，其他症狀也會隨之減輕，甚至痊癒。

發燒時，按摩太衝穴還能幫助發汗；情緒緊張時，可以幫助舒緩；昏厥時可以喚醒；抽搐時有助於解痙。

《內經》知多少——

原文：陰中之少陽，肝也，其原出於太衝，太衝二。

釋義：肝是陰部的少陽，它的原穴是太衝，左右各一穴。

第五篇　心藥不苦口，養生智慧大無邊

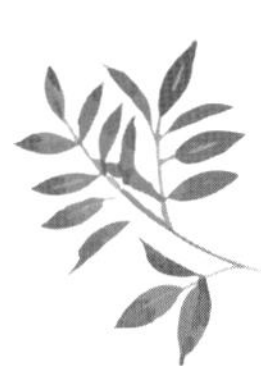

我們每個人都曾憤怒過，高興過，思慮過，悲傷過，驚恐過……然而，卻很少有人真正知道這些情緒背後所隱藏的健康秘密。著名的健康專家洪昭光曾說，心理平衡的作用超過一切保健作用的總和。所以，養生不僅要修身，更要修心。我們一起到《黃帝內經》中尋找心靈仙丹，啟動自身的原動力，進而達到遠離萬病、接近仙佛的生活境界。

第一章　悠悠萬事，從「心」尋找不生病的真諦

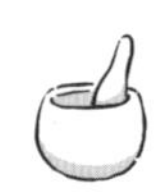

百病生於「氣」，養生須養心

《黃帝內經》明確載道：「百病生於氣，怒則氣上，喜則氣緩，悲則氣消，恐則氣下，驚則氣亂，思則氣結。」意思是說，人會生病和「氣」的變化有關，而影響其變化的主要因素是喜、怒、驚、恐、悲等七情失調所致。

1. 怒則氣上

人發怒時，氣是往上走的，正所謂「怒髮衝冠」，怒氣上衝，腦血管就會破裂，此外，怒氣上衝而胃氣不降，就會出現嘔血現象。如果氣全跑到了上邊，那麼下邊的氣就虛了，表現出來的症狀就是大便不成形、吃什麼拉什麼，這是因為氣全在上邊，下面沒有力量消化食物，讓大便成形。

2. 喜則氣緩

「喜樂者，神蕩散而不藏」。暴喜會產生心火，出現心神渙散、無法集中，心悸等，老年人逢年過節時最容易出現這種情況。逢年過節時，老人家喜見多時不見得親人、兒孫，就容易「喜則氣緩」，氣往外散，再加上過節大吃大喝脾胃之氣不足，心臟病就很容易發作。

3. 悲則氣消

中醫認為，長期悲傷就會神魂散亂，消耗肺氣，越哭氣越短，這叫「悲則氣消」。

4. 恐則氣下

生活中，我們常說有人嚇得尿褲子，就是「恐則氣下」的典型表現。人受到驚嚇或過於恐懼時，氣會往下走，人體固攝不住就會出現大小便失禁的現象。

5. 驚則氣亂

人突然受到驚嚇時會導致心氣紊亂，心會無所依，神無所附，慮無所定，

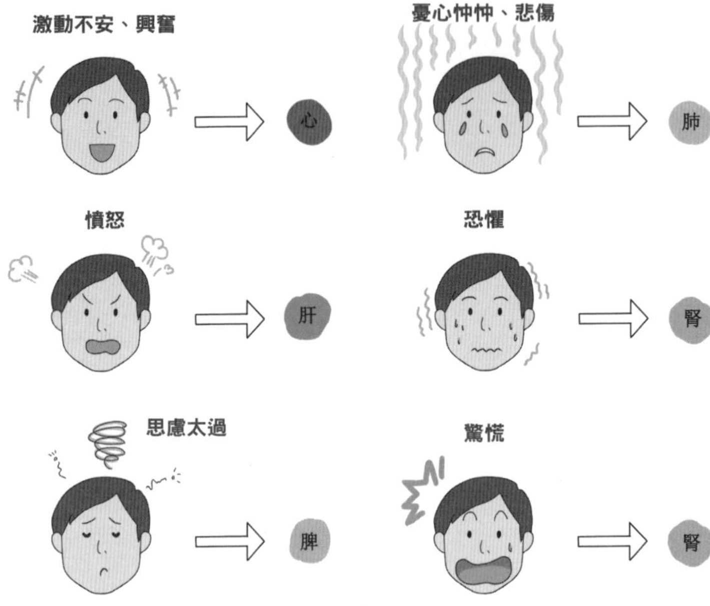

慌亂失措，氣機紊亂。

6. 思則氣結

思慮過度的話，人體之氣會凝滯不通，影響消化，久而久之，脾胃就會出現問題。

所以，養生必先養心，必須懂節制情志。具體來講，我們可以從以下四個方面來進行保養。

第一，培養寬宏大度、襟懷坦白的品格。不要憤世嫉俗，對周圍的一切都看不慣，整天牢騷滿腹、怨天尤人，這些負面情緒對身體健康非常有害。人生在世不過幾十年，有什麼想不開過不去的呢？

第二，培養自己的興趣愛好。書法、繪畫、唱歌、跳舞、種植花木都是有益身心健康的活動。或者在情緒不佳或緊張的工作之後，觀賞一場相聲或默劇，欣賞一下優美動聽的音樂，這都有利於緩解緊張的情緒，消除心理上的苦悶。尤其是老年人，更應該運用豐富的愛好來調劑晚年生活。

第三，廣交朋友，樂於交談。當你遇到困難、受到挫折，甚至遇到不幸時，首先要冷靜下來，控制自己的情緒。可以向親友、同事傾訴苦衷，從他們的勸告和開導中得到力量和幫助，人生嘛，遇到挫昨在所難免，說著說著，整理情緒，苦悶的情緒就會慢慢消失。

第四，多做好事、善事。古人說：「養生莫若養性，養性莫若養德。」所謂養德就是注重道德修養。

《內經》知多少——

原文：百病生於氣也，怒則氣上，喜則氣緩，悲則氣消，恐則氣下，寒則氣收，炅則氣泄，驚則氣亂，勞則氣耗，思則氣結。

釋義：許多疾病的發生，都是由氣機失調引起的，如暴怒則氣上逆，喜則氣舒緩，悲傷則有所消沉，恐懼則氣下卻，遇寒則氣收斂，受熱則氣外泄，受驚則氣紊亂，過勞則氣耗散，思慮則氣鬱結。

第二章　七情致病，遠離壞情緒才能遠離疾病

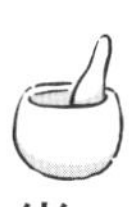

樂極生悲，過喜很傷心

清代醫學家喻昌在《寓意草》裡記載這樣一個故事：「昔有新貴人，馬上洋洋得意，未及回寓，一笑而逝。」還有《嶽飛傳》中，牛臯因打敗了金兀朮，興奮過度，大笑三聲，氣不得續，當即倒地身亡。這些，都是樂極生悲的生動寫照。

為什麼人太高興也會殞命呢？因為，突然的狂喜可導致人體「氣緩」，即心氣渙散，血運無力而瘀滯，便出現心悸、心痛、失眠、健忘等病症，甚至死亡，也就是《黃帝內經》裡所謂的「喜傷心」、「過喜傷魄」。而且情緒過於興奮時，心跳會急劇加快、血壓驟升引起頭暈、耗氧量倍增，因而容易誘發猝死。所以，大喜、狂喜同樣不利於健康。

同時，過度興奮同樣具有把人推向絕境的作用，尤其對於時常承受巨大壓力的人來說，這樣比過度悲慟離絕境更近。人的心理承受能力，與人的生理免疫能力有相似之處。經常出現的巨大壓力，如同經常性的病菌入侵，使心理的抗禦力如同人體裡的白血球那樣經常處於備戰狀態，故心理雖受壓抑但仍能保持正常生存的狀態，不至於一下子崩潰。而過度興奮則不同，對於心理經常承受巨大壓力的人來說，與形成長久的被壓抑心理反差是那麼的巨大，使心理狀態猶如從高壓艙一下子獲得減壓，難免引起災難性後果。例如，那些負重多年不得解脫而一旦解脫反而不能正常生活的人都是從過度興奮這一條道路走向絕境的。

為了防範上述悲劇的發生，我們要防止過度興奮。如果興奮過頭，出現心臟不適症狀，第一時間可以先閉上眼睛深呼吸——腹式呼吸能幫助平穩自律神經。但若不適症狀仍持續未緩解，務必盡速就醫檢查。另外，建議患有心腦血管疾病的人要少看過於激烈的比賽和影片。

《內經》知多少——

原文：喜傷心。喜樂無極則傷魄，魄傷則狂，狂者意不存人，皮革焦，毛悴色夭死於夏。

釋義：喜會損傷心臟。過度喜樂不知節制，會傷魄。魄被損傷，人就會癲狂，以至於陷入意識全無、旁若無人的狀態，而且會出現皮膚枯黃等症狀。若進一步發展，待到毛髮零落、膚色黯淡之時，人就會在夏季火旺時身亡。

怒傷肝，生氣折壽沒商量

證嚴法師有一句名言：「生氣是拿別人的錯誤來懲罰自己。」這句話說的一點都沒錯。《黃帝內經》指出，憤怒傷肝，不遏制還會傷害神志，於是出現記憶力衰退，腰際不能自由靈活地活動等症狀，嚴重的話甚至會死亡。

怒傷肝，肝傷了更容易生氣，而生氣會造成肝熱，肝熱又會讓人很容易生氣，兩者互為因果而形成惡性循環。因此，不要長期透支體力，要注意調養血氣，這樣才能使人的脾氣變得平和。有些人經常感覺腹部脹痛，很多情況以為是腸胃的原因，其實是因為氣血較差，一生氣，氣就會往下沉造成的。

如果你仔細觀察那些愛生氣的人，還會發現長期生氣的人會在身上留下很多痕跡。一個人如果長期脾氣火暴，經常處於發怒狀態，多數會禿頂。頭頂中線拱起形成尖頂的頭形者是生氣比較嚴重的，而額頭兩側形成雙尖的M形微禿者，也是脾氣急躁的典型。

中醫認為，人發脾氣時，氣會往上衝，直衝頭頂，所以會造成頭頂發熱，久而久之就會形成禿頂。嚴重的暴怒，有時會造成肝內出血，更嚴重的還有可能會吐血，吐出來的是肝裡的血，程度輕一點的，則出血留在肝內，一段時間就形成血瘤。

除了暴怒，有些人經常會生悶氣，這會使得氣在胸腹腔中形成橫逆的氣滯、鬱結，肝氣不疏，導致悶悶不樂或內分泌紊亂，而致出現月經不調、皮膚長痘長斑，增加患乳癌的機率，誘發高血壓、冠心病、十二指腸潰瘍、胃潰瘍等疾病，嚴重的話還會造成胃出血。

由此可見，生氣會使身體出現許多問題，因此，日常生活中盡量不要生氣。所謂的不生氣並不是把氣悶住，而是修養身心，開闊心胸，使得面對人生不如意時，能有更寬廣的心胸包容他人的過錯。

如果實在無法控制生氣，如何在生氣之後將傷害降到最低呢？對此可以適當地吃些疏泄肝氣的食物，如陳皮、山藥等都很有幫助。當然，最簡單的消氣辦法則是用熱水泡腳，水溫控制在40℃～42℃左右，泡的時間因人而異，最好泡到肩背出汗。

總之，我們要學會把心胸打開，就算有天大的事令你惱火，為了健康，也請用廣闊的心胸去消滅心中怒火吧！

《內經》知多少——

原文：怒傷肝。盛怒而不止則傷志，志傷則喜忘其前言，腰脊不可以俛仰屈伸，毛悴色夭死於季夏。

釋義：憤怒會損傷肝臟。大怒無法遏制，就會傷害神志。神志被損傷，人就會因記憶力衰退而常常忘記自己說過的話，還會出現腰際難以轉動，無法任意俯仰屈伸等症狀。進一步發展，甚至等到毛髮零落、膚色黯淡之時，人就會在夏季土旺時身亡。

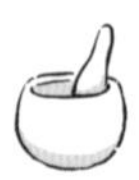

思傷脾，沒心沒肺能長壽

在情場上，有一種非常普遍的病，叫相思病。古往今來，這種所謂的相思，困擾過多少英雄豪傑、風流才子，乃至尋常百姓！然而，很少有人想過這種病真的會損害我們的健康。

過度的思念、思慮、思考就是人的一種災難。《黃帝內經》告訴我們，思慮會損傷脾臟，也會傷神，非常危害健康。

相思實屬人之常情。失戀的男女因相思而心情不佳、鬱鬱寡歡、沉默、注意力不集中、失眠、食量減少、消瘦，並不足為奇。這不會影響日常生活和工作，而且持續時間一般較短。隨著時間的推移，痛苦會逐漸減少，或者有了新的戀愛對象，注意力發生轉移，心理反應也會漸消失。但是，也有少數人發展成心理障礙，表現為情緒抑鬱、言語減少、連續失眠、食欲喪失、消極厭世、興趣消失，有的則表現為喜怒無常、激動、失去自我控制能力。這種心理障礙被稱為反應性抑鬱症，會影響生活、學習和工作，持續時間較長，危害性極大。

你知道嗎？我們的心靈也需要減肥，否則它會不堪重負。心靈減肥的過程其實是一個放心的過程，過度思念，相當於你一不小心誤入了思慮的泥沼，這時候，你最好趕快掉頭往回跑，做一些輕鬆愉快的事情來分散自己的注意力，如讀小說、聽音樂、看電影、吃零食、與朋友聊天等，不要鑽牛角尖，切忌陷入思維定式。

《內經》知多少——

原文：思傷脾。怵惕思慮則傷神，神傷則恐懼自失。破䐃脫肉，毛悴色夭死於冬。

釋義：思慮損傷脾臟。驚懼、警惕、思索、焦躁太過，會傷害神氣。神氣受損，人就會產生恐慌之感而喪失自控能力，並出現膝髀等處的肌肉塌陷以及全身肌肉萎縮的症狀。進一步發展，等到毛髮零落、膚色黯淡之時，人就會在冬季水旺時身亡。

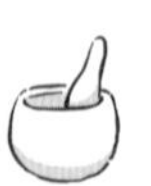

憂悲傷肺，平平淡淡才是真

人非草木，孰能無情？人在認識周圍事物或與他人接觸的過程中，對任何人、事、物，都不是無動於衷、冷酷無情的，其中，憂和悲就是非常典型的兩種。

憂和悲在正常範圍內，其變化對我們人體健康影響不大，也不會引起什麼病變。但是，一旦兩種感情太過了，就會導致很多疾病。

《黃帝內經》指出，憂和悲都會損傷人的肺臟，憂愁過度若長期無法消除會損害意，過度悲傷會傷害魂，進而引起一系列病證，乃至死亡。

在中醫裡，悲則氣消，而肺主氣，開竅於鼻，為聲音之總司，是人表達憂愁、悲傷情志活動的主要器官，故悲傷肺。因此，人在悲傷、憂愁時，肺氣便會閉塞阻滯，進而導致聲音嘶啞、胸悶、氣短、呼吸不利、喘促咳嗽等症狀。

通常，悲是由違逆、分離及決裂人的心情或心意的刺激而致，包括壓力、失戀、喪親、失敗等，屬實證。根據中醫理論，悲屬肺志，可用哭泣進行緩解，以宣散清降肺氣。現代醫學研究證實，壓抑悲傷會使身體產生的激素增多，若不能及時排出，可能影響人體細胞的正常活動，甚至帶來胃腸等疾病；人在悲傷時，透哭泣的眼淚可以將這些有害物質排出體外，減輕心理壓力。所以，人在悲傷時想哭就要哭出來，尤其男士更應注意。

同時，隨著來自生活、工作的壓力不斷膨脹，「憂鬱」也變成一個常見的詞彙，這種病症是以情緒低落、悲傷、失望、活動能力減退及思維、認知功能遲緩為主要特徵的情緒障礙。

那麼，如何知道自己是不是憂鬱症患者呢？下面這個測試就可以回答你。

1. 無法一覺安眠到天亮，整天疲累在床、睡眠過多、噩夢連連。
2. 哭泣、易怒、煩躁不安、猶豫不決、無法集中心思做事、頭腦不清，對平常能引起快樂的事物全變得提不起勁來。
3. 情緒低落和沮喪，甚至無法忍受這種感覺，每天早晨及上午最明顯。
4. 悲觀、失望、愧疚、無助感、無望感、感覺自我無一是處！憎恨自己、責備自己，甚至腦海中不斷湧現出想處罰及傷害自己的衝動念頭。
5. 一再想到死亡，自殺或活不下去的念頭揮之不去！
6. 食欲改變，不是降低就是極端怕餓，體重下降，胃腸不適或便秘、頭痛、頭暈、胸悶、心悸、頻冒冷汗、肢體沉重，加上失去性欲或是月經失調。

若上述的答案為「是」，項目愈多則憂鬱指數愈高，若症狀持續的時間愈長，愈有可能患有憂鬱症。

當你的憂鬱反覆發作時，應該檢討你的生活和人生目標，然後聽從自己的內心做出調整。不要諱疾忌醫，及時、坦率地和心理醫生談論自己的病情。如果被醫生確診為憂鬱症，就應該在醫生指導下進行心理治療或者開始服用抗憂鬱劑。

要想長壽不生病，我們都應保持一顆平常之心，不攀比，知足常樂，這樣才能氣定神閒、延年益壽。

《內經》知多少——

原文：憂傷肺。愁憂而不解則傷意，意傷則悗亂，四肢不舉，毛悴色夭死於春。悲傷即肺動。悲哀動中則傷魂，魂傷則狂忘不精，不精則不正，當人陰縮而攣筋，兩脅骨不舉，毛悴色夭死於秋。

釋義：憂愁傷肺臟。憂愁過度若長期無法消除，就會損害意。意被損傷，人就會出現胸悶煩躁、手足無力的症狀。進一步發展，等到毛髮脫落、膚色黯淡之時，人就會在春季木旺時身亡。悲傷會擾動肺氣。過度悲傷影響到內臟，就會傷害魂。魂被損傷，人就會出現精神迷亂而無法清醒地了解四周狀況，以至於意識不清而做出有違常態的舉動，還會出現陰器萎縮、筋脈攣急、兩肋骨痛的症狀。進一步發展，到了毛髮零落、膚色黯淡時，人就會在秋季金旺時身亡。

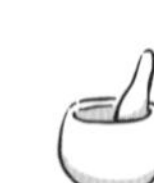

驚恐傷心腎，從容是最好心態

恐懼是一種對人影響最大的情緒，長期或過度恐懼是一種不健康的心理，嚴重損傷身體。

《黃帝內經》提到，恐懼會損傷腎臟，如果長時間恐慌過度會傷體內的精氣，進而引發相應的病證。現代研究也指出，當一個人處於恐懼的情緒下，往往會出現血管收縮忽急忽緩、戰慄、心臟猛跳、臉色變白，心臟以外各處皆呈血虧現象，如果刺激過強，可導致風癱，嚴重者則會休克。

其實，恐懼情緒不僅危害人體健康，還影響我們的辦事效率，比如，在運動場上，運動員越是害怕成績不好，就越可能出現失誤；在考場上，考生越是怕考不好被人恥笑或被父母訓斥、打罵，便越是思維遲鈍、束手無策。

據心理學家研究，嬰兒除了失去擁抱和大響聲之外，別無他懼。人們的許多恐懼心理都是後天習得的，所以也是可以克服的。所以，有恐懼症的人只要下定決心，不斷學習科學知識，調整心態，勇於實踐，就一定可以消除心中的恐懼感。

還有一種與恐懼相近的情志——驚。驚若過度，不僅會損傷腎臟，還會損傷心臟。通常，突然發生的事變、聲音等均可引起心驚。例如，突然發生的響雷，毫無準備時被他人大聲呼叫或猛然接觸，專注時被突然事件打斷，電影或電視播放過程突然出現的異常聲音及畫面等，都可能讓人感到驚異、驚詫，引起心驚。

醫學研究顯示，心驚往往是由心氣虛、心血虛所致，氣血二虛使心臟無力護持心神，人就會變得很敏感，容易被刺激驚擾，也會導致心驚。例如，某些人遇到一點聲音就會冷汗不止，有些人很易被夢魘驚醒，還有些人不敢獨自入睡。

1. 由心血虛所致的心驚，症狀多見心悸或心慌、乏力、頭暈、舌淡脈細及手腳麻木等。對此宜採用補血療法，可用歸脾湯、四君子湯，或當歸、阿膠、紅棗、黨參、茯苓、白芍、黃耆等。

2. 由氣陰二虛所致的心驚，症狀多見心悸伴自汗、盜汗、乏力、口乾、失眠多夢、氣少及脈細等。對此宜採用益氣養陰療法，可用生脈飲加味，或黨參、五味子、龍骨、百合、麥冬、紅棗等。

綜上所述，過於驚恐對人體健康的危害非常嚴重，所以我們在養生保健過程中，有心驚、惶恐的情志時不容忽視，一定要究其原因，對症治療。此外，為了避免心腎受傷，在生活中不宜經常從事衝浪、坐雲霄飛車等驚險刺激的活動。

《內經》知多少——

原文：恐傷腎。恐懼而不解則傷精，精傷則骨酸痿厥，精時自下。

釋義：恐懼會損傷腎臟。長時間恐慌過度會傷精。精受到損傷，人就會出現骨節痠痛，疲軟無力而發寒，常常出現遺精滑泄等症狀。

第三章　每天快樂一點點，萬病皆需心藥醫

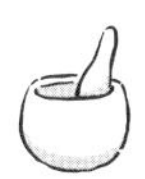

情志相剋法，幸福的真經

《黃帝內經．素問》說：「怒傷肝，悲勝怒；思傷脾，怒勝思；憂傷肺，喜勝憂；恐傷腎，思勝恐；喜傷心，恐勝喜。」也就是說，我們可以運用五行相剋關係來調整情志，進而治療精神方面疾病。

所謂悲勝怒，就是用悲傷來戰勝大怒，也就是金剋木，肝主怒，大怒則肝火不能收斂，因此用肺金收斂的方法來降肝火。在一個人大怒時，告訴他一個很壞的消息，讓他突然悲傷，這樣就可以把他的怒火熄滅。

所謂怒勝思，就是憤怒可以戰勝思慮。《華佗傳》裡記載這樣的一個案例：有一個郡守因為思慮過度，造成身體裡有瘀血。華佗收了這個郡守很多禮，但並未為他治病，而是寫了一封信去罵他，說他不仁不義，華佗的信一下

子把他激怒了，怒則氣上，這樣就把他胃中的瘀血一下子全倒了出來，他吐了幾口血，病反而痊癒。其實，這是華佗的治療方法，那個郡守是因為思慮太多而得病，這就是「怒勝思」。

所謂喜勝憂，指快樂就能戰勝憂傷。喜是火，憂屬金。用五行的說法就是火剋金，火是可以把金屬熔化開的。具體來說，就是在憂傷的時候，可以回憶一些高興的往事、做些自己很想做的事情等，以剋制原來憂傷過度的情緒障礙及相關的軀體疾病。同時，憂傷時還可以找親朋好友談談心，聽聽他人的說理、開導、勸慰等，往往會改變自己不合理觀念。

所謂思勝恐，思慮是可以戰勝恐懼的，也就是說你把問題想清楚了，也就不害怕了，這就是土剋木，因為恐屬水，土是脾，而脾主思。古代有一個人整日害怕死亡，常感死期將近，後來他的家人找到當時的名醫盧不遠為他診治。盧不遠便留他住在自己家裡，病人覺得醫生在身旁，便放心許多。後來盧不遠又介紹他去找和尚練習坐禪，經過一百多日的閉目沉思之後，病人的恐死心理終於消除。

所謂恐勝喜，就是恐懼可以戰勝因為過喜而渙散的心，范進中舉就是一個很好的例子，范進好多年都沒有考上，終於一天考上了，高興地滿街跑，心神全散，他懼怕的岳父過來一巴掌就把他打醒，這就是「恐勝喜」。

《內經》知多少——

原文：怒傷肝，悲勝怒；思傷脾，怒勝思；憂傷肺，喜勝憂；恐傷腎，思勝恐；喜傷心，恐勝喜。

釋義：大怒會傷肝，悲傷可以遏制憤怒；思慮損傷脾臟，怒氣可以平抑思慮；憂傷會傷害肺，喜悅可以平和憂傷；驚恐會傷腎臟，思慮可以平抑驚恐；大喜損傷心臟，驚恐可以遏制喜悅。

別再壓抑負面情緒！忍住不哭恐免疫力下降

人們常說：女人天生是水做的，所以很喜歡哭；男人是泥做的，所以很少哭。其實，從健康的角度，無論男人還是女人，悲傷時想哭泣就要哭泣，憋著反而損傷身體。

《黃帝內經》說：眼淚是來源於腎精的水液，平時所以不出，是受著精的約制，是神、水火相互交感，神志俱悲，因而淚水就出來了。試想，本該流出來的水卻憋著不讓它流，時間久了，健康怎能不決堤呢？

從現代醫學角度，眼淚是淚腺分泌出來的一種液體，淚腺位於眼球的外上方。一般人平均每分鐘眨眼十三次左右，每眨一次眼，眼瞼便從淚腺帶出一些淚水。當人們眨眼時，淚水對眼睛便有清潔作用，如可以沖掉異物、刺激物等。

美國聖保羅—雷姆塞醫學中心精神病實驗室專家研究發現，眼淚可以緩解人的壓抑感。他們透過對眼淚進行化學分析發現，淚水中含有兩種重要的化學物質，即腦啡肽複合物及催乳素，其僅存在於受情緒影響而流出的眼淚，在受洋蔥等刺激流出的眼淚中則測不出來。因而他們認為，眼淚可以清除體內積蓄的憂鬱所產生的化學物質，而使人減輕心理壓力，保持舒坦的情緒。

該實驗室的專家還曾對200多名男女進行過為期一個月的哭泣試驗，結果有85％的女性和73％的男性說他們大哭一場之後心裡舒坦了許多，壓抑感測定平均減輕40％左右。所以，專家指出，一味抑制哭泣的做法是不可取的。

哭泣和歡笑一樣，都是宣洩感情的途徑，我們應該轉變對哭泣的態度，因為哭泣是一種極其自然的生理現象，強忍眼淚，對健康是有害的。

不過，需要注意的是，哭不宜超過15分鐘。壓抑的心情得到發洩、緩解後就不能再哭，否則對身體反而有害。因為人的胃腸機能對情緒極為敏感，憂愁悲傷或哭泣時間過長，胃的運動會減慢、胃液分泌減少、酸度下降，會影響食欲，甚至引起各種胃部疾病。

《內經》知多少——

原文：水宗者，積水也，積水者，至陰也。至陰者，腎之精也。宗精之水所以不出者，是精持之也，輔之裹之，故水不行也。夫水之精為志，火之精為神，水火相感，神志俱悲，是以目之水生也。故諺曰：心悲名曰志悲，志與心精共湊於目也。是以俱悲則神氣傳於心，精上不傳於志，而志獨悲，故泣出也。

釋義：水的來源，是體內積聚的水液；積聚的水液，是至陰；所謂至陰，就是腎藏之精。來源於腎精的水液，之所以在平時不出，是因為腎精能夠約制它、夾持它、包裹它的緣故。腎水的精氣是志，心火的精氣是神，腎水與心火之氣相互交感，神和志都感受到了悲傷之情，淚水就產生了。所以俗語說：心悲叫做志悲，因為腎志與心精共同合於雙目。所以心腎俱悲，神氣就會傳入心精，而不下傳入腎志，腎志獨悲，水失去了精的約制，淚水就流出來了。

第六篇　借天地之力，呵護全家老少

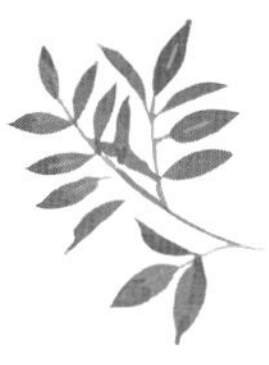

借《黃帝內經》的智慧，悟懂天地之道，便可以聚細流以為海，聚沙以成塔，這便是自然的力量。傳統的養生觀念追求的其實就是壽終正寢這種人體生命與自然萬物的整體和諧狀態。

第一章　道法自然，讓全家一年四季都健康

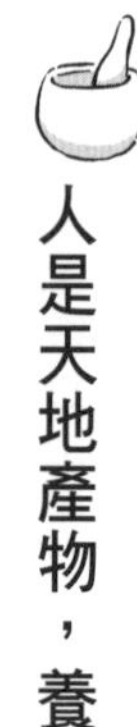

人是天地產物，養生要「順其自然」

人類在地球上經過與大自然千百萬次的叛逆與回歸，意識到「天人合一」才是養生的最高境界，因為人類也是自然界的一分子。

《黃帝內經》裡講：「天之在我者德也，地之在我者氣也，德流氣薄而生者也。」意思是，天所賦予我們的是生化之機，地所賦予我們的是長養之氣，地之長養之氣隨天之生化之機而動，陰陽之氣上下交感，才使萬物化生而成形。

所以，聰明智慧的人，都是因天之序，順應四時而養生的。天地是個大宇宙，人身是個小宇宙，天人是相通的，人無時無刻不受天地的影響，就像魚在水中，水就是魚的全部，水的變化一定會影響到魚，同樣的，天地的所有變化都會影響到人。我們每個人都要隨著四時氣候的變化，溫熱寒涼，做適當的調整。

春天，萬物生發，氣溫開始升高，人體的氣血也從內臟向外走，毛孔由閉合到開放，這時我們不要過早脫掉冬衣，否則，正準備張開的毛孔，被這麼一凍而閉合，反而不利於氣血的生發。

到了夏天，溫度是最高的，這時候人體陽氣外發，伏陰在內，氣血運行旺盛，並且活躍於機體表面。空調的問世，雖然讓我們可以假裝不問四季，但我們的身體仍然按時進入夏季，並且按照夏季的規則運行。所以夏季不要因為貪涼，傷害了體內的陽氣。另外，也不應吃得太油膩，要以清淡為主，因為氣血這時全在外面，體內沒有能量來消耗這些食物。

時至金秋，氣溫又開始降低，氣血回收，這時我們不能像夏天那樣，這時候要注意進補，開始儲備過冬的能量。

冬天降臨後，氣溫達到最低，要注意不要使陽氣外泄，穿著一定要暖和，不要因為愛美而穿單薄衣物。也不要劇烈運動，大汗出，陽氣會隨之外泄。

總體來說，我們在生活中一定要符合天地四時的運行規律，不要違背天地自然運行的基本規律，只有這樣，才能與天地同壽。

《內經》知多少——

原文：天覆地載，萬物悉備，莫貴於人，人以天地之七生，四時之法成。治不法天之紀，不用地之理，則災害至矣。

釋義：天地之間，萬物俱備，沒有一樣東西比人更寶貴了。人依靠天地之大氣和水穀之精氣生存，並隨著四時生長收藏的規律而生活著。調養身體而不取法於自然的道理，那麼疾病就要發生了。

生、長、收、藏，養生隨四季而動

《黃帝內經》說：「春生、夏長、秋收、冬藏，是氣之常也，人亦應之。」從中醫養生的角度來講，所謂「春生、夏長」指春天，陽氣開始生發；夏天陽氣生發到極點，萬物繁盛，所以春夏要補陽、保養陽氣；而秋冬則進入蟄伏階段，陽氣開始斂降，要儲存起來，不能外洩，所以秋冬要養陰。「春生、夏長、秋收、冬藏」是生物適應四季氣象變化形成的普遍規律，順時養生一定要遵守這個規律。

1. 春生

《黃帝內經》中有：「春三月，此謂發陳，天地俱生，萬物以榮，夜臥早起，廣步於庭，被髮緩形，以使志生。生而勿殺，予而勿奪，賞而勿罰。此春氣之應，養生之道也。逆之則傷肝，夏為寒變，奉長者少。」

這告訴我們：春季三月，天黑了以後就要睡覺，早上早點起床，經常到院子裡走走。另外頭髮不能一直紮著，要散開來。多穿寬鬆的衣服，這樣才有利於身體內氣機的生發。春天人容易犯睏，這會阻礙身體氣機的生發。如果違背這種法則，那麼供給夏季長養的力量就會減少，到了夏天就容易出現寒性病變。所以，春天人一定要保養好生機。

2. 夏長

《黃帝內經》中有：「夏三月，此謂蕃秀，天地氣交，萬物華實，夜臥早起，無厭於日，使志無怒，使華英成秀，使氣得泄，若所愛在外，此夏氣之應，養長之道也。逆之則傷心，秋為痎瘧，奉收者少，冬至重病。」

夏季是天地萬物生長、蔥鬱茂盛的時期。這時，陽光充沛，熱力充足，萬物都借助這一自然趨勢加速生長發育。晚上晚點睡，早晨早點起，要多曬太陽，人不要在情志上壓抑自己，遇到生氣、不高興的事情，就要想方設法發洩出來，不能憋在心裡。夏天的時候就要往外散，這樣體內的瘀滯才能散出去，到了秋天的時候才能收進東西。如果在夏天散得不夠，秋天想進補都進補不了。

人在這個時候可以多曬太陽多出汗，宣洩出體內的瘀滯，這樣才能使氣血通暢，為以後的收藏騰出空間。

3. 秋收

《黃帝內經》說：「秋三月，此謂容平，天氣以急，地氣以明，早臥早起，與雞俱興，使志安寧，以緩秋刑，收斂神氣，使秋氣平，無外其志，使肺氣清，此秋氣之應，養收之道也。逆之則傷肺，冬為飧泄，奉藏者少。」

秋季是收穫的季節，是為冬天儲備能量的季節。這時天氣下降，地氣內斂，人也應該早睡早起，收斂精神而不外散，以緩和秋季肅殺之氣，使神氣安定。這是秋季養生的法則，如果違背了這個法則，就會傷損肺臟，到了冬季便會出現頑固不化的泄瀉，供給冬季收藏的就減少了。

4. 冬藏

《黃帝內經》中有：「冬三月，此謂閉藏，水冰地坼，無擾乎陽。早臥晚起，必待日光。使志若伏若匿，若有私意，若已有得。去寒就溫，無泄皮膚，使氣亟奪。此冬氣之應，養藏之道也。逆之則傷腎，春為痿厥，奉生者少。」

冬天要關閉所有開泄的氣機，要收藏。冬眠的動物，牠們一到冬天就開始蟄伏不再活動，以降低能量的消耗。其實，冬天人也應該像動物般，減少消耗注意收藏，具體要做的是：早睡晚起、減少劇烈的運動，以微微出汗為佳、注意保暖，避免在大風、大霧、暴寒等不良氣候環境中做鍛煉活動、多吃些味道厚又有滋補功效的食物。

總之，四時之氣，春生以冬藏為條件，冬藏以秋收為條件，秋收以夏長為條件，夏長以春生為條件，養生就要遵循這個紀律。

《內經》知多少——

原文：春生，夏長，秋收，冬藏，是氣之常也，人亦應之。

釋義：春季陽氣生發，夏季陽氣旺盛，秋季陽氣收斂，冬季陽氣閉藏，這是四季自然界陽氣變化的一般規律，人體的陽氣變化也與它相對應。

春夏需要養陽，秋冬需要滋陰

《黃帝內經》中有：「夫四時陰陽者，萬物之根本也，所以聖人春夏養陽，秋冬養陰，以從其根，故與萬物沉浮於生長之門。逆其根，則伐其本，壞其真矣。」四季陰陽是萬物的根本，也就是在春、夏季節要保養陽氣，在冬、秋季節則要保養陰氣。

你可能會有疑問：春夏季節天氣逐漸熱了，為什麼還要養陽？那不更熱了？秋冬季節天氣逐漸轉冷，為什麼還要養陰？不就更冷了嗎？

春夏時節氣候轉暖而漸熱，自然界溫熱了，會影響人體，人感到暑熱難耐時，一則人體的自身調節機制會利用自身機能，即大量消耗陽氣，來調低自身溫度抗暑熱以適應外界環境的變化；二則天熱汗出也會大量消耗陽氣，汗雖為津液所化，其性質為陰，但中醫認為，汗為心之液，汗的生成也有陽氣的參與。秋冬時節氣候轉冷而漸寒，也會影響人體，人感到寒冷時，一則人體的自身調節機制會利用自身機能大量調動陽氣，來調高自身溫度抵禦嚴寒以適應外界環境的變化；二則秋冬季節陽氣入裡收藏，中焦脾胃煩熱，陰液易損。

所以，春夏之時陽虛於內，秋冬之時陰虛於內。在養生保健上就要做到「春夏養陽、秋冬養陰」。正如清代著名醫家張志聰所謂「春夏之時，陽盛於外而虛於內，所以養陽；秋冬之時，陰盛於外而虛於內，所以養陰」。

但這並不代表，秋冬養陰就不用養陽了。因為對人體來說，陽代表能動的力量，即機體生命機能的原動力。只有陽氣的能動作用，才能維持人體生命的正常功能，它不僅主宰了人的生命時限，而且還確定了人體五臟六腑的功能狀態。不論哪一個季節，養陽都是非常重要的。

從古至今一直流傳這樣一句諺語「冬吃蘿蔔、夏吃薑，不用醫生開藥方。」很多人可能不理解，冬天很冷為什麼還要吃涼性的蘿蔔，夏天很熱為什麼還要吃熱性的薑呢？其實，這也需要用「夏養陽，冬養陰」來解釋。

冬天的時候，人體氣機慢慢地開始外散。而蘿蔔是比較清涼通氣的食物，在冬季食用可以通調身體內熱，使之達到陰陽平衡，這也是中醫養生學的基本原則。而到夏天時，所有的陽氣已經外散到末梢，人體內部就形成了寒的格局，是陰的格局，所以夏季節要吃點熱性的食物。

此外，有些人一到春天經常半夜醒來或者睡不著。這多是因為人的陽氣白天行於外，晚上歸於內，歸於內就是歸於肝。如果肝血非常充盈，陰陽調和就能睡著，如果肝血不足，陽氣就回不去，就老睜著眼睛，睡不著覺，凌晨一至三點是肝經旺盛的時候，如果肝陰不足，肝經有熱，會陽氣頂回來，你就醒了，到凌晨五點多，肺氣旺了，你就又能睡著了。這時，就需要養陰了。

《內經》知多少——

原文：陰陽四時者，萬物之終始也；生死之本也；逆之則災害生，從之則苛疾不起，是謂得道。所以聖人春夏養陽，秋冬養陰。

釋義：陰陽四時是萬物的終結，是盛衰存亡的根本，違逆了它，就會產生災害，順從了它，就不會發生重病，這樣便可謂懂得養生之道。所以聖人在春夏季節保養陽氣以適應生長的需要，在秋冬季節保養陰氣以適應收藏的需要。

順天養生，給臟器最溫馨的問候

中醫認為，春夏秋冬各有其對應的臟器。如《黃帝內經》所述：春天屬木，與肝相應；夏天屬火與心相應；秋天屬金與肺相應；冬季屬水與腎相應。養生應該順應上天，在不同的季節維護相對應的臟器。

1. 春天養肝

肝屬木喜條達，與春令升發之陽氣相應。所以春季養生宜順應陽氣自然升發舒暢的特點，以養肝為要務。那麼，我們具體該如何在春季養肝呢？

一方面，應注重精神調攝，保持心情舒暢，切忌憤然惱怒。另一方面，是注意運動鍛鍊，多到戶外呼吸新鮮空氣。在飲食保養方面，宜多吃一些溫補陽氣的食物，例如蔥、蒜、韭菜是益肝養陽的佳品，菠菜舒肝養血，宜常吃。紅棗性平味甘，養肝健脾，春天可常吃多吃。此外，還要注意補充微量元素硒，多吃富含硒的動植物，如海魚、海蝦、牛肉、鵪鶉蛋、芝麻、杏仁、枸杞子、豇豆、金針花等，以提高人體的免疫功能，有利於保健養生。

2. 夏季養心

《黃帝內經》裡說：「心者，命之本……為陽中之太陽，應於夏氣。」一年四季中，夏天屬火，火氣通於心，火性為陽，陽主動。加上心為火臟，兩火相逢，所以心神易受擾動而不安，出現心神不寧，引起心煩；心煩就會使心跳加快，心跳加快就會加重心的負擔，那就不利於養心。所以，夏天首先要心靜，心靜自然涼，靜則生陰，陰陽協調，才能保養心臟。

此季節宜多吃養心安神之品，如茯苓、蓮子、百合、紅棗等。同時，還要多吃養陰生津之品，如：藕粉、銀耳、西瓜、鴨肉等。除此，夏天不妨吃一點苦味食物，因為苦入心，可養陰清熱除煩，如苦瓜、綠豆等。

3. 秋季養肺

五行之中，肺臟屬金，旺於秋季。因肺喜清肅濡潤，主呼吸，與大氣相通，外合皮毛，與大腸相表裡，故燥邪最易傷肺，易引起咳嗽或乾咳無痰、口舌乾燥、皮膚乾燥、便秘等症。因此，秋季養生應注意護陰潤燥，以養肺為先。

在飲食上要少辛增酸，即少吃一些辛辣的食物，多吃酸性食物以及新鮮蔬菜等。另外，南朝醫藥學家陶弘景提出的「延年六字訣」中的「咽字功法」，可產生定金潤肺之功。兩足分開，寬與肩等，雙手高舉過頭，然後邁出左腳，有足尖點地向前走一步。挺胸，雙手向後一揚即吸氣。注意用鼻吸氣，用意念將氣送至丹田，再將氣緩緩從口呼出。呼出氣時念「咽」字，或默念或輕聲。此法每日做十八次，長久堅持下去，可以產生清肅肺金，調護和強健肺氣的作用。

4. 冬季養腎

冬季是自然界萬物閉藏的季節，人體的陽氣也要潛藏於內，由於陽氣的閉藏，人體新陳代謝相應降低。因而需要生命的原動力「腎」來發揮作用，以保證生命活動適應自然界的變化。人體能量和熱量來源於腎，也就是人們常說的「火力」，火力旺代表腎臟機能強，生命力也強。反之，生命力就弱。冬天，腎臟機能正常則可調節機體適應嚴冬的變化，否則將會導致代謝失調而發病。

綜合上述，冬季養生的重點是「防寒養腎」。宜早睡晚起，穿貼身而暖和的衣物，多呼吸新鮮空氣，多曬曬太陽，多吃羊肉、雞湯等能夠溫腎、補腎的熱食，以補充機體的能量和營養。

《內經》知多少——

原文：春脈者，肝也，東方木也。夏脈者，心也，南方火也。秋脈者，肺也，西方金也。冬脈者，腎也，北方水也。

釋義：春脈主應肝臟，屬東方之木。夏脈主應心臟，屬南方之火。秋脈主應肺臟，屬西方之金。冬脈主應腎臟，屬北方之水。

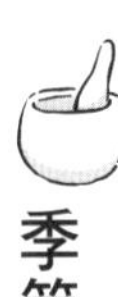

季節養生有訣竅，呵護預防好發疾病

人體必須順應四時的自然變化，效法暑往寒來一年四季氣候變化的自然規律，加強人體適應自然的能力，以達到防病強身、健康長壽的目的。如《黃帝內經》指出：春季邪氣傷人，多病在頭部；夏季邪氣傷人，多病在心；秋季邪氣傷人，多病在肩背；冬季邪氣傷人，多病在四肢。所以，我們要知道，如何在不同的季節做好疾病的預防。

1. 春季：防頭部疾患

春天是萬物復甦的季節，天氣一暖和，害蟲都出來了，這時候邪氣最容易從頭部入侵人體。所以我們要保養好頭部，防止疾病入侵人體。

初春，人體毛孔已經打開，但陽氣還沒有充分到達體表，抵禦外邪能力還較弱，風邪易乘虛而入。

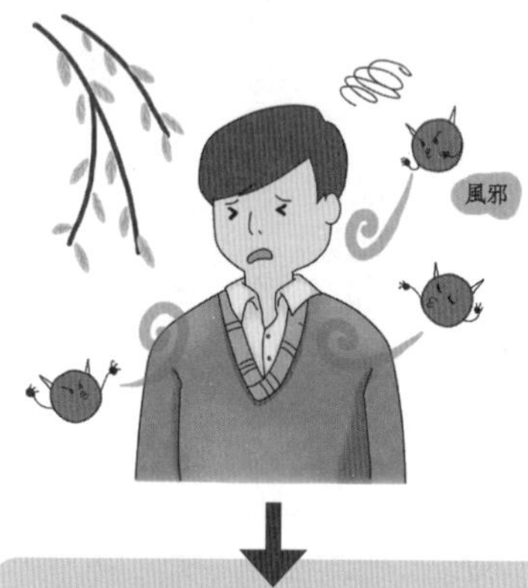

風邪入侵後引起的常見症狀

頭痛、頸項僵痛、顏面浮腫、哮喘、過敏性鼻炎、蕁麻疹等。

夏季是陽氣最旺盛的時候，人體新陳代謝旺盛、出汗多、消耗大，易因暑邪引發各種健康問題。

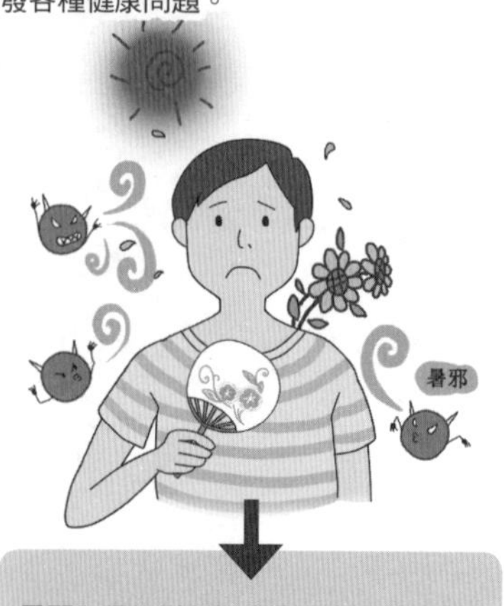

暑邪入侵後引起的常見症狀

高熱、面赤、汗多、食欲不振、頭重倦怠、胸悶欲嘔、腸胃炎、皮膚病等。

這裡，介紹一種簡單有效的方法：先將雙手自然屈指併攏；用指端自前向後、自中繞至兩側，對整個髮際較有力地劃摩數次；再用十指依前順序較有力地一點一點地按壓數遍；再用十指依前順序做短距離往返搔抓數遍；最後用十指依前順序輕緩按摩數遍。

2. 夏季：防心臟疾患

夏季對應的是心，養心是關鍵。夏天時，人容易煩躁，動不動就發脾氣。這是因為夏天氣血都到外面了，裡面的氣血相對不足，所以容易生氣發火。因此，我們一定秋季氣候乾燥，空氣中水分缺乏，燥邪當令，易耗氣傷陰。

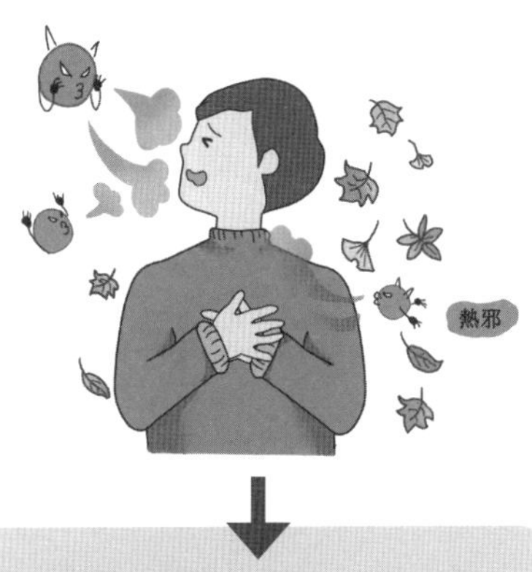

燥邪入侵後引起的常見症狀
口鼻乾燥、皮膚乾澀、毛髮不榮、大便乾澀不暢、乾咳少痰，甚則喘息胸痛等。

時序進入長夏，天氣濕熱多雨，外界濕邪易影響人體健康，至脾功能失常。

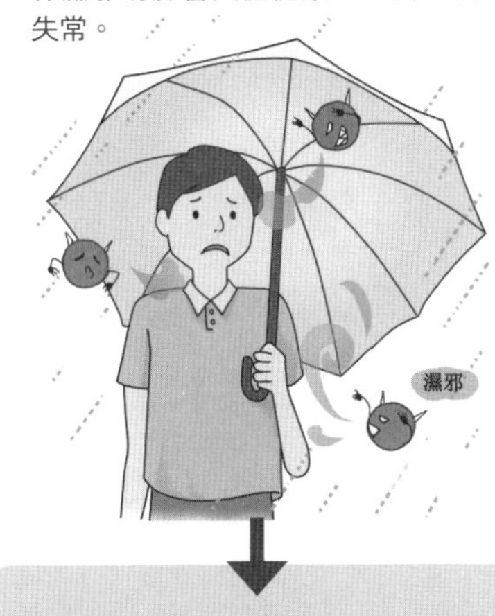

濕邪入侵後引起的常見症狀
小便渾濁、疲倦沉重、沒食慾、虛胖水腫，累積成痰濕還可能引起三高等疾病。

要記住，夏天要忌怒，別發脾氣。

3. 秋季：防肩背部疾患

一到秋天，有些人就開始出現肩背部疾病，這就是邪氣入侵的緣故。中醫一直都很強調後背的養生，因為後背為陽，太陽寒水主之，所以很容易受寒。古語有「背者胸中之腑」的說法，這裡的腑就是指陽。日常生活中要十分注意對後背的保養，晚上睡覺時，一定要蓋好肩膀。這裡教一個簡單的保健方法：把手心貼在缺盆穴，輕輕地蠕動，慢慢地提捏，提捏的勁道採取「落雁勁」，就好像是大雁落沙火邪不像暑邪比較容易在夏天出現，而是一年四季都可能發生，不受季節的限制。

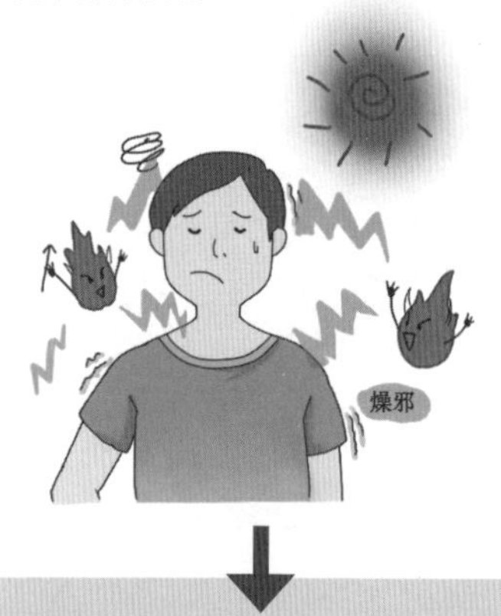

火邪入侵後引起的常見症狀
高熱、流大汗、失眠、眼睛腫痛、口舌生瘡疼痛、牙齦腫痛、大便乾硬等症狀。

冬天氣溫下降，寒氣滿溢，人極易沾染寒邪。

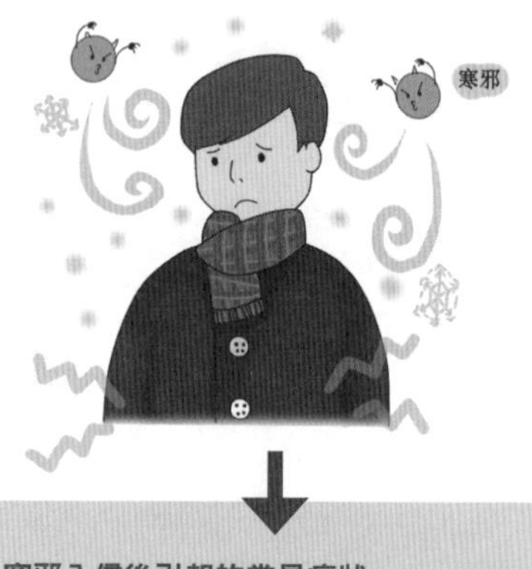

寒邪入侵後引起的常見症狀
手腳冰冷、大便溏稀、落枕，氣血運行不暢，常導致頭、身和四肢關節疼痛等。

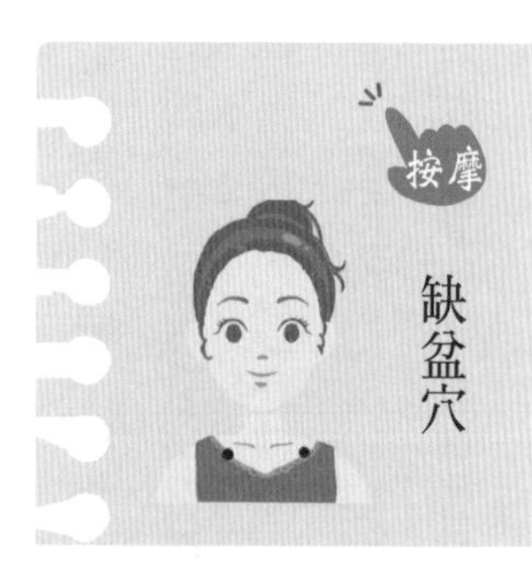

灘那樣，看似輕柔，但內帶勁力，經常做可緩解肩膀疼痛。

4. 冬季：防四肢疾患

冬季邪氣容易從四肢，尤其是雙腿入侵人體，尤其是老年人可能體會更深。天氣冷了，腿就覺得不舒服，伸展不開，遇到潮濕的天氣時，腿部更疼。所以，冬季除了要

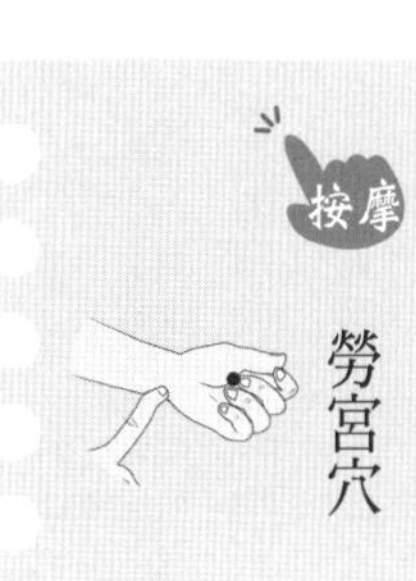

注意雙腿保暖外，也可以經常拍打活動雙腿。

古時候男人坐時一定是要「虎背熊腰」，兩手撐膝，兩隻手的手心勞宮穴正好護在膝蓋上，這樣可以固攝胃氣。可以學學古人的坐法，這樣就能給自己養護胃氣，人體也會感到非常舒服。

《內經》知多少——

原文：東風生於春，病在肝，俞在頸項；南風生於夏，病在心，俞在胸肋；西風生於秋，病在肺，俞在肩背；北風生於冬，病在腎，俞在腰股，中央為土，病在脾，俞在脊。故春氣者，病在頭；夏氣者，病在臟；秋氣者，病在肩背；冬氣者，病在四肢。

釋義：東風生於春季，病多發生在肝，肝的經氣輸注於頸項。南風生於夏季，病多發生於心，心的經氣輸注於胸脅。西風生於秋季，病多發生在肺，肺的經氣輸注於肩背。北風生於冬季，病多發生在腎，腎的經氣輸注於腰股。長夏季節和中央的方位屬於土，病多發生在脾，脾的經氣輸注於脊。所以春季邪氣傷人，多病在頭部；夏季邪氣傷人，多病在心；秋季邪氣傷人，多病在肩背；冬季邪氣傷人，多病在四肢。

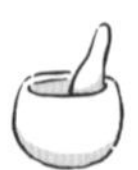

順應小四季，健康頤養每一天

一年有四季，養生各有側重。其實，一天也是個小四季。《黃帝內經》說：「一日分為四時，朝則為春，日中為夏，日入為秋，夜半為冬。」也就是說，一天當中，早上是春天，中午是夏天，太陽落山是秋天，半夜是冬天。

正如一年四季中，順應陽氣的生、長、化、收、藏，要各有側重保養身體，我們在一天的小四季中，同樣要有所側重地保健養生，以使我們身體的陽氣與自然界的陽氣都進行著同步變化。

《黃帝內經》指出，清晨人體陽氣開始生發；中午時分陽氣升至頂點，呈現隆盛狀態；傍晚黃昏時分則陽氣漸趨於體內，陰氣開始增長；到了夜晚，體表陽氣已微，陰氣漸增，至夜半增至頂點，呈現隆盛之態。

早上，身體陽氣生發，因此這個時候我們一定要吃早餐。

到了中午，陽氣達到頂點，這個時候建議大家睡個午覺，即人們常說的子午覺。所謂子午，是子時和午時，即中午11點到1點，半夜11點到1點。半夜11點到1點時，人的陽氣來復了，陽氣開始初生，並逐漸增強，一直到正午11點，陽氣最旺盛；一到午時，陰氣開始初生了，陰氣逐漸生長，一直到半夜的11點達到最盛。所以子時和午時，一個是陽氣初生的時候，一個是陰氣初生的時候，不論陰氣和陽氣，在初生的時候都是很弱的，需要我們保護它。

晚上，太陽西下時陽氣漸虛，人的毛孔也隨之閉密，是陽氣收藏的時候，所以不要再擾動筋骨，以免受霧露的侵襲。

時至深夜，陽氣降到最低點，我們體內便出現一片陰霾之氣，這個時候就不要吃宵夜了，因為身體沒有動力來消化它，不但不能吸收，還會影響睡眠。另外，晚上11點到1點的時間內，如果你處在睡眠狀態的話，陽氣剛剛來復，它不會耗散掉，如果這時候能好好地睡覺，高血脂、糖尿病發作的機率就小。

如果違反了陽氣的這個活動規律，那麼身體就會受邪氣的困擾而衰弱。

總之，做好每一天的調養工作，人體才能與「天地相參，日月相應」，進而預防疾病，延年益壽。

《內經》知多少——

原文：以一日分為四時，朝則為春，日中為夏，日入為秋，夜半為冬。

釋義：把一天按照四季劃分，早晨相當於春季，中午相當於夏季，傍晚相當於秋季，半夜相當於冬季。

第二章　男女有別，養生需遵循生命週期順天而行

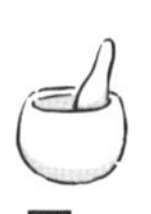

男八女七，兩性各有自己的生命節拍

在《黃帝內經》中有記載，「男八女七」的觀點，它是在講人的生命節律。男人以陽氣為主，其生命週期是八；女子以陰血為主，其生命週期是七。

1. 男子以「八歲」為一週期

- 一八：男子8歲時開始發育，腎氣開始充實，頭髮濃密，牙齒更替。
- 二八：男子16歲時，青春期開始，腎氣越來越充盈，「天癸」出現，具有生育能力了。
- 三八：男子24歲時，是男子弱冠的年齡，就是剛成年，這時候腎氣變得平和、均衡，筋骨越來越強壯，智齒長出來了，身高也定格了。

- **四八**：男子32歲時，身體達到頂峰，才真正成熟，所以古人提倡男人三十而娶。但從此之後，男子的生命狀態就開始衰落了。
- **五八**：男子40歲時，身體開始走下坡路，「腎氣衰，髮墮齒槁」。也就是說，這一階段，男子的腎氣開始衰落了，頭髮、牙齒都開始脫落了。
- **六八**：男子48歲時，開始真正衰老，陽氣日益衰竭，面色枯槁，髮鬢也斑白了。
- **七八**：男子56歲時，肝氣衰弱，筋骨不靈活了，行動不便。腎功能減弱，藏精不足，天癸也開始衰竭。所以，對男子來說，56歲是一個關鍵時期。
- **八八**：男子64歲時，開始真正進入老年。這時候牙齒、頭髮都脫落了，天癸徹底枯竭，生育能力消失。

2. 女子以「七歲」為一週期

- **一七**：女子7歲時，「腎氣盛，齒更髮長」。牙齒是骨之餘，是北方腎的表現，代表收藏。頭髮狀況是肝氣的表現，代表生發之機，所以頭髮的長短和生機息息相關。

- **二七**：女子14歲時，開始有月經，太衝脈盛，乳房開始發育，這個時候就有了懷孕生子的能力。
- **三七**：女子21歲時，腎氣已經長足，生發之機也到了頂點。
- **四七**：女子28歲時，女子的生長發育狀態都達到最佳狀態，所以古人提倡女子在20歲左右結婚，就是希望能在28歲之前生一胎，因為最佳生育年齡是在23到28歲之間。
- **五七**：女子35歲時，胃和大腸的精氣開始衰竭，女人就開始長皺紋，頭髮也開始掉落。
- **六七**：女子42歲時，就開始有白頭髮了。
- **七七**：女子49歲時，就閉經了，生育功能也喪失了。所以，49歲對女子來說就是更年期、絕經期，也就開始衰老了。

一般來說，男人的身體開始走下坡路比女人晚了5年，到正式進入老年時，男人和女人之間已經有了15年的差距，所以女人比男人老得快。但是，為什麼很多資料都顯示女人反倒比男人長壽呢？

有人認為是因為女人每個月都會來月經，可以排毒。男人的社會角色決定了他要承擔更多的責任，不像女人比較柔弱，難過時想哭就哭了，男人的情緒有時候得不到很好的宣洩，就會在體內累積成為毒素。還有，男人損耗的是精，女人損耗的是血，精是可以變現成很多東西的，損耗掉了很難補養。

所以，從生理特點、社會角色和心理等各方面來說，女人雖然比男人更容易顯老，但女人比男人更長壽。

《內經》知多少——

原文：帝曰：人年老而無子者，材力盡耶？將天數然也？岐伯曰：女子七歲，腎氣盛，齒更髮長。二七而天癸至，任脈通，太衝脈盛，月事以時下，故有子。三七腎氣平均，故真牙生而長極。四七筋骨堅，髮長極，身體盛壯。五七陽明脈衰，面始焦，髮始墮。六七三陽脈衰於上，面皆焦，髮始白。七七任脈虛，太衝脈衰少，天癸竭，地道不通，故形壞而無子也。丈夫八歲腎氣實，髮長齒更。二八腎氣盛，天癸至，精氣溢瀉，陰陽和，故能有子。三八腎氣平均，筋骨勁強，故真牙生而長極。四八筋骨隆盛，肌肉滿壯。五八腎氣衰，髮墮齒槁。六八陽氣衰竭於上，面焦，髮鬢頒白。七八肝氣衰，筋不能動，天癸竭，精少，腎臟衰，形體皆極。八八則齒髮去。

釋義：闡述詳見本節內文。

太衝和太溪，遠離更年期的幸福穴

很多女性在50歲左右，卵巢功能開始減退，月經逐漸停止來潮，即進入更年期了。《黃帝內經》裡提到：「七七任脈虛，太衝脈衰少，天癸竭，地道不通，故形壞而無子也。」

從西醫角度，更年期症狀是人體雌激素分泌開始減少造成的，因為身體的各個器官不適應，於是出現了心煩、莫名其妙發脾氣，容易急躁、失眠、盜汗、莫名其妙地想哭、月經減少、性功能下降等症狀，稱為更年期症候群。

而中醫認為，更年期症狀是陰虛造成的，因為人過四十，陰氣自半（衰減到了以前的一半），而女性以血為本，有月經、帶下、懷孕、生產等過程，都離不開血，而血也屬於陰，陰氣減少一半，人就進入更年期。更年期陰虛涉及的臟腑比較多，其中最主要的是肝陰虛。

更年期是每個女人都要經歷的一個過程，只是有的人症狀不明顯，有的人症狀較嚴重。很多人為更年期的各種症狀而傷腦筋，殊不知，遠離更年期就是要從人的整體上調節陰陽，使它們重新達到平衡。

下面，就告訴大家一個對付更年期症狀的祕訣——按摩太衝和太溪兩個穴位，太溪順時針按揉，每天早晚二次，每次2分鐘；太衝要從後向前推按，每次單方向推一百次。

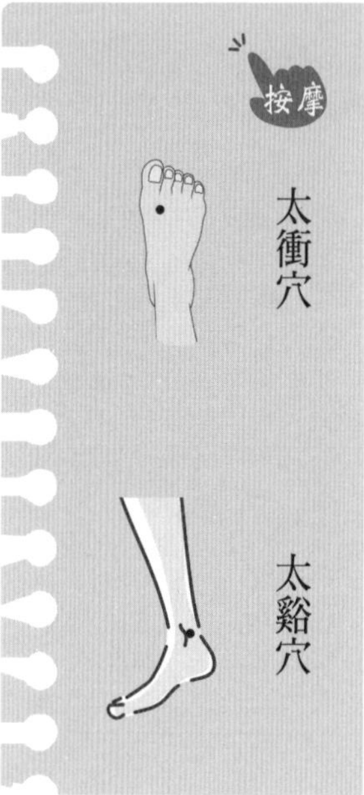

更年期的女性朋友還可在醫生指示下，服用兩種藥：逍遙丸加六味地黃丸。六味地黃丸是滋補腎陰

按摩

太衝穴

太谿穴

的藥，逍遙丸可以養血補血，兩味藥合用完全可以調節內分泌。

此外，女性進入更年期後，一定要多和人交流，不要鑽牛角尖。家人也要對其給予更多關心。中醫裡面有一個詞叫「肝鬱氣滯」，更年期時，情緒不好，比較鬱悶，這叫「肝鬱」，然後會導致「氣滯」。氣滯就會發酵，因而「化火」，即所謂「肝鬱化火」，就是因氣血不流暢了，導致堆積發酵、生熱了。而熱又會耗傷陰津，這樣更加重原有的肝腎陰虛。所以，保持心情豁達非常重要。

《內經》知多少——

原文：（女子）七七任脈虛，太衝脈衰少，天癸竭，地道不通，故形壞而無子也。

釋義：女子四十九歲時，任脈氣血虛弱，太衝脈的氣血也衰少了，天癸枯竭，月經斷絕，所以形體衰老，失去生育能力了。

第三章　辨清體質，從根本上修復自己的後天之本

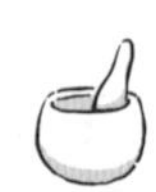

體質先天有異，調養後天有別

從出生的那一天起，已經註定我們的身體容易患哪些疾病，也已經註定我們養生保健需要特別注意哪些方面？關於體質，《黃帝內經》中講道：「人之生也，有剛有柔，有弱有強，有短有長，有陰有陽……」意思是說，人體先天體質有剛柔、強弱、長短、陰陽等的不同，這些差異與生俱來，反映在性情、臟腑、形體、寒熱偏性等方面。同時，根據人體的陰陽偏頗不同，《黃帝內經》又將不同的人分為「太陰之人，少陰之人，太陽之人，少陽之人，陰陽平和之人」。此外，《黃帝內經》還根據人的形體、膚色、認識能力、性格靜躁、意志強弱及對季節氣候的適應能力等方面的差異，將人的體質分為木、火、土、金、水五大類型，這可能是傳統醫學對人體體質的最早分類。

可見，《黃帝內經》雖然並未直接提出「體質」這個概念，但像上文這樣論述體質的文字比比皆是。現代體質養生專家重新劃分中醫體質的不同類別時，也多由此而來。

根據《中醫體質分類與判定》的標準，將人的體質分為九個類型。

1. 特稟體質

- **總體特徵**：先天失常，以生理缺陷、過敏反應等為主要特徵。
- **形體特徵**：過敏體質者一般無特殊；先天稟賦異常者或有畸形，或有生理缺陷。
- **常見表現**：過敏體質者常見哮喘、風疹、咽癢、鼻塞、噴嚏等；患遺傳性疾病者有垂直遺傳、先天性、家族性特徵；患胎傳性疾病者具有母體影響胎兒個體生長發育及相關疾病特徵。
- **心理特徵**：隨稟質不同情況各異。
- **發病傾向**：過敏體質者易患哮喘、蕁麻疹、花粉症及藥物過敏等；遺傳性疾病如血友病、先天愚型等；胎傳性疾病如五遲（立遲、行遲、髮遲、齒遲和語遲）、五軟（頭軟、項軟、手足軟、肌肉軟、口軟）、胎驚等。

- **對外界環境適應能力**：適應能力差，如過敏體質者對易致過敏季節適應能力差，易引發宿疾。

2. **氣虛體質**

- **總體特徵**：元氣不足，以疲乏、氣短、自汗等氣虛表現為主要特徵。
- **形體特徵**：肌肉鬆軟不實。
- **常見表現**：平素語音低弱，氣短懶言，容易疲乏，精神不振，易出汗，舌淡紅，舌邊有齒痕，脈弱。
- **心理特徵**：性格內向，不喜冒險。
- **發病傾向**：易患感冒、內臟下垂等病；病後康復緩慢。
- **對外界環境適應能力**：不耐受風、寒、暑、濕邪。

3. **氣鬱體質**

- **總體特徵**：氣機鬱滯，以神情抑鬱、憂慮脆弱等氣鬱表現為主要特徵。

- **形體特徵**：形體瘦者為多。
- **常見表現**：神情抑鬱，情感脆弱，煩悶不樂，舌淡紅，苔薄白，脈弦。
- **心理特徵**：性格內向不穩定、敏感多慮。
- **發病傾向**：易患臟躁、梅核氣、百合病（即「精神官能症」）及鬱證等。
- **對外界環境適應能力**：對精神刺激適應能力較差；不適應陰雨天氣。

4. 陰虛體質

- **總體特徵**：陰液虧少，以口燥咽乾、手足心熱等虛熱表現為主要特徵。
- **形體特徵**：體形偏瘦。
- **常見表現**：手足心熱，口燥咽乾，鼻微乾，喜冷飲，大便乾燥，舌紅少津，脈細數。
- **心理特徵**：性情急躁，外向好動，活潑。
- **發病傾向**：易患虛勞、失精、不寐等病；感邪易從熱化。
- **對外界環境適應能力**：耐冬不耐夏；不耐受暑、熱、燥邪。

5. 陽虛體質

- **總體特徵**：陽氣不足，以畏寒怕冷、手足不溫等虛寒表現為主要特徵。
- **形體特徵**：肌肉鬆軟不實。
- **常見表現**：平素畏冷，手足不溫，喜熱飲食，精神不振，舌淡胖嫩，脈沉遲。
- **心理特徵**：性格多沉靜、內向。
- **發病傾向**：易患痰飲、腫脹、泄瀉等病；感邪易從寒化。
- 對外界環境適應能力：耐夏不耐冬；易感風、寒、濕邪。

6. 痰濕體質

- **總體特徵**：痰濕凝聚，形體肥胖、腹部肥滿、口黏苔膩等痰濕表現為主要特徵。
- **形體特徵**：體形肥胖，腹部肥滿鬆軟。
- **常見表現**：面部皮膚油脂較多，多汗且黏，胸悶，痰多，口黏膩或甜，喜食肥甘甜黏，苔膩，脈滑。

- **心理特徵**：性格偏溫和、穩重，多善於忍耐。
- **發病傾向**：易患消渴、中風、胸痹等病。
- **對外界環境適應能力**：對梅雨季節及濕重環境的適應能力差。

7. 濕熱體質

- **總體特徵**：濕熱內蘊，以面垢油光、口苦、苔黃膩等濕熱表現為主要特徵。
- **形體特徵**：形體中等或偏瘦。
- **常見表現**：面垢油光，易生痤瘡，口苦口乾，身重困倦，大便黏滯不暢或燥結，小便短黃，男性易陰囊潮濕，女性易帶下增多，舌質偏紅，苔黃膩，脈滑數。
- **心理特徵**：容易心煩急躁。
- **發病傾向**：易患瘡癤、黃疸、熱淋等病。
- **對外界環境適應能力**：對夏末秋初濕熱氣候，濕重或氣溫偏高環境較難適應。

8. 血瘀體質

- **總體特徵**：血行不暢，以膚色晦暗、舌質紫黯等血瘀表現為主要特徵。
- **形體特徵**：胖瘦均見。
- **常見表現**：膚色晦暗，色素沉著，容易出現瘀斑，口唇黯淡，舌暗或有瘀點，舌下絡脈紫暗或增粗，脈澀。
- **心理特徵**：易煩，健忘。
- **發病傾向**：易患癥瘕及痛證、血證等。
- **對外界環境適應能力**：不耐受寒邪。

9. 平和體質

- **總體特徵**：陰陽氣血調和，以體態適中、面色紅潤、精力充沛等為主要特徵。
- **形體特徵**：體形勻稱健壯。
- **常見表現**：面色、膚色潤澤，頭髮稠密有光澤，目光有神，鼻色明潤，嗅覺通利，唇色紅潤，不易疲勞，精力充沛，耐受寒熱，睡眠良好，胃納佳，二便正常，舌色淡紅，苔薄白，脈和緩有力。

- **心理特徵**：性格隨和開朗。
- **發病傾向**：平素患病較少。
- **對外界環境適應能力**：對自然環境和社會環境適應能力較強。

根據以上九大類型體質的表現特徵，你可以測一測自己是屬於哪種體質，在考慮養生方案時，根據自己體質的特殊需要「辨體施養」，選擇最有效的方法來調養身體。

《內經》知多少——

原文：蓋有太陰之人，少陰之人，太陽之人，少陽之人，陰陽平和之人。凡五人者，其態不同，其筋骨氣血各不等。

釋義：人大致分為太陰、少陰、太陽、少陽、陰陽平和五種類型。這五種類型的人，他們的型態不同，筋骨的強弱，氣血的盛衰也各不相同。

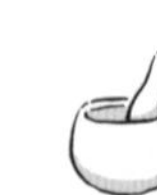

特稟體質者，離「寒」遠一點

有些人很容易對氣味、花粉、季節、藥物、食物過敏，即使不感冒也經常鼻塞、打噴嚏、流鼻涕，很容易患哮喘；有些人則是皮膚很容易起蕁痲疹，常因過敏出現紫紅色的瘀斑、瘀點，皮膚常一抓就紅，並出現抓痕。

其實，上述這類人群就是我們常說的特稟體質人群。他們屬於因先天稟賦不足和遺傳等因素造成的一種特殊體質，包括先天性、遺傳性的生理缺陷與疾病，過敏反應等。

中醫認為肺主氣、主皮毛。所以，特稟體質者在呼吸系統及皮膚上反映出來的症狀，源頭往往是在肺臟。也就是說，這種體質養生，需要從肺下工夫。《黃帝內經》指出：形體受寒，又飲冷水，兩寒相迫，就會使肺臟受傷，進而發生喘、咳等病變。

所以特稟體質人群一定要離「寒」遠一點。不僅在身體防寒保暖方面，飲食方面更需要注意。

中醫師做過一個寒性食物對過敏性體質人的影響的研究。透過觀察一百九十七名患者，發現涼寒性食物吃太多的人，體內過敏免疫球蛋白數值都會比較高，鼻炎狀況也相對比較嚴重。因此，如果你是過敏性鼻炎患者，或者經常產生一些過敏性反應，就一定要少吃或者忌吃寒性食物。

食物是否偏寒，跟冷、熱等溫度無關，主要還是跟食物的性味有關。至於那些食物是寒性？例如：蝦子、墨魚、河蟹、海蜇皮、河蚌、蛤蜊、豆腐、芋頭、苦瓜、胡瓜、絲瓜、冬瓜、白蘿蔔、番茄、荸薺、菱角肉、蓮藕、綠豆、竹筍、蘆筍、茄子、空心菜、筊白筍、小黃瓜、茼蒿、芥菜、馬齒莧、薺菜、香椿、金針、香菇、金針菇、木耳、海帶、髮菜、紫菜、桑葚、甘蔗、奇異果、百香果、梨、西瓜、柿子、香蕉、楊桃、橘子、柳丁、葡萄、枇杷、檸檬、鳳梨、芒果、椰子、茶葉等。

此外，過敏體質者飲食應該清淡、營養均衡，多吃一些益氣固表的食物。如果想改善體質還可以多吃雞和鴨等溫補類食物，水果方面像龍眼、荔枝等等，都有一定的滋補功效。

《內經》知多少——

原文：形寒寒飲則傷肺，以其兩寒相感，中外皆傷，故氣逆而上行。

釋義：形體受寒，又飲冷水，兩寒相迫，就會使肺臟受傷。因為此表裡兩種寒邪內外相應，而使在內之肺臟和在外之皮毛都受到傷害，就會導致肺氣失於肅降而上逆（進而發生喘、咳等病變）。

氣虛體質者，小心風邪侵身

中醫裡有「六邪」一說，即自然界中風、寒、暑、濕、燥、火（熱）這些正常的氣候現象，若發生異常之時就會侵入人體而致病，於是借用「風邪、寒邪、暑邪、濕邪、燥邪、熱（火）邪」之名，概括所有的由外界因素干擾人體所致的疾病原因。

《黃帝內經》裡講：虛證通常指正氣虛損所出現的病症，當外邪亢盛時，如果正氣不足，難以抵抗邪氣，就稱為「虛證」。虛證的形成，主要與先天不足、後天失養以及慢性病的耗損有關。

由於氣虛的人免疫力低下，體內已經沒有或很少有能力來抵禦風邪，一遇到大風，或者人體出汗後受風，就會使風邪在人體內長驅直入，造成疾病。所以這類人在日常生活中，尤其要注重避風邪。

就氣虛體質者而言，風邪致病通常會有一些特點：

1. **善行數變**：善行，是說風邪致病，病位行無定處。表現為肌肉、關節的遊走性疼痛，痛無定處的風濕性關節炎等。數變，則是說風邪致病的變化多，如蕁麻疹的皮膚搔癢，疹塊時隱時現，此起彼伏。

2. **浮越**：風有上浮外越的特性，所以病在表上，易於散泄。通常感冒引起的頭痛、鼻塞、咽癢、咳嗽、惡風、發熱、汗出等，就屬於感受了風邪。可以用「薑棗湯」這類簡單方劑當作早期預防感冒的湯方。

3. **兼邪致病**：風邪經常與其他外邪一起致病，如風與寒、風與濕、風與熱、風與燥等，形成複合致病因素，病症表現則兼有兩種外邪的特點。

4. **善動**：意思是風邪致病，病症表現有搖動的特性，所以人體不由自主的晃動，如突然暈倒、眩暈、手抖、抽搐、面肌痙攣等，都屬於風邪致病。高血壓引起的腦出血、腦血栓等，表現為發病突然，昏厥不省人事，口眼歪斜等「動搖」的特徵，故稱為「中風」，治療時多半使用祛風藥。

針對上述風邪的致病特點，氣虛體質者應提高警惕，在日常生活中可以採用一些防風邪的辦法。例如，春夏風邪最盛的時候，盡量不穿無肩、無領、露背的衣服，以免讓風邪有可乘之機；不在陽臺裡、樹下、露天或涼滑的水泥地上睡覺。此外，緊身衣和透氣性差的衣服因為不利吸濕排汗，所以汗出當風可能會引發肌肉關節痠痛或四肢僵硬而致病。

《內經》知多少——

原文：黃帝問曰：何謂虛實？岐伯對曰：邪氣盛則實，精氣奪則虛。

釋義：黃帝問道：什麼叫虛實？岐伯回答說：所謂虛實，是指邪氣和正氣相比較而言的。如邪氣方盛，是為實證；若精氣不足，就為虛證了。這裡，「虛」指的是正氣虛，「實」說的是邪氣實。

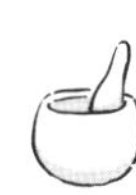

氣鬱體質者，要學會為自己順氣

《黃帝內經》載道：「愁憂者，氣閉塞而不行。」就是指情志憂鬱會導致人體氣機閉阻，進而導致多種疾病發生。

抑鬱症的發生，既有遺傳等先天因素所致，又有環境等後天因素所致。由前者所致抑鬱的人，就是我們所說的氣鬱體質者。

一般來講，這類人群都會表現出不同的抑鬱狀態，如果症狀輕微的話，可以嘗試自己來進行改變，使氣鬱症狀逐漸消失。

1. 不必強壓怒氣，對人對事寬容大度，少生悶氣。
2. 注意自己的外在形象，保持居室整齊的環境。
3. 不斷學習，主動吸收新知識，儘可能接受和適應新的環境。
4. 樹立挑戰意識，學會主動解決矛盾，並相信自己會成功。
5. 對別人要拋棄冷漠和疏遠的態度，積極調整自己的熱情。
6. 透過運動、冥想、瑜伽、按摩等鬆弛技巧，紓緩身心、調整壓力水平。開闊視野，拓寬自己的興趣範圍。

理。

7. 遇事不慌，即使心情煩悶，仍要注意自己的言行，讓自己合乎生活情理。
8. 即使心事重重，沉重低落，也要試圖積極工作，讓自己陽光起來。
9. 與精力旺盛又充滿正向能量的人交往。
10. 嘗試以前沒有做過的事，開闢新的生活空間。
11. 用心記錄美好的事情，鎖定溫馨、快樂的時刻。
12. 不要將自己的生活與他人進行比較，尤其是各方面都強於你的人，做最好的自己就行了。
13. 失敗沒有什麼好掩飾的，那只能說明你暫時尚未成功。
14. 遵守生活秩序，從穩定規律的生活習慣中去領會生活樂趣。按時就餐，均衡飲食，避免抽菸、飲酒及濫用藥物，有規律地安排戶外運動，每日保持8小時的睡眠時間。

氣鬱氣質著具有氣機鬱結而不舒暢的潛在傾向，應避免多食辛辣、咖啡、濃茶等刺激食物，且少食肥甘厚味的食物。可吃些具有理氣解鬱、調理脾胃功能的食物，如大麥、小米、蕎麥、高粱、韭菜、大蒜、蘑菇、豆豉、苦瓜、蘿葡、洋蔥、菊花、玫瑰、香蕉、橘子、柑橘、陳皮、紅棗、龍眼、蜂蜜、黑芝麻、牛奶等。

《內經》知多少——

原文：愁憂者，氣閉塞而不行。

釋義：愁憂過度的，就會使上焦的氣機閉塞而不得暢行。

陰虛體質者，飲食要盡量清淡

有些人天生性情急躁，常常心煩易怒，多是陰虛火旺，火擾神明之故。這類人就是我們常說的陰虛體質者。《黃帝內經》講：陰虛只有先補陰才能調和陰虛陽盛的病變。

朱丹溪認為，清淡的飲食方可滅火祛濕，否則會升火耗傷陰精。五味過甚，就需要我們用中氣來調和，這就是火氣。「火」起來了自然要「水」來滅，也就是用人體內的津液去火，津液少了陰必虧，疾病便上門。這也驗證了朱丹溪所說的「人身之貴，父母遺體。為口傷身，滔滔皆是。人有此身，饑渴存興，乃作飲食，以遂其生。彼眷味者，因縱口味，五味之過，疾病蜂起」。

然而，到底什麼是清淡飲食？有些人認為清淡飲食就是缺油少鹽的飲食；還有些人認為，所謂清淡，就是最好別吃肉，只吃蔬菜和水果。事實上，這樣的清淡不僅不能達到滋陰養精的目的，反而會把身體拖垮。

真正所謂的飲食「清淡」是追求「自然沖和之味」，而不貪食厚味。正所謂「人之飲食不出五味，然五味又分天賦和人為，瓜果蔬菜出於天賦，具有自然沖和之味，有食而補陰之功，而烹飪調和之厚味則屬於人為，有致疾伐命之毒。」

朱丹溪將食物分為「天賦」和「人為」兩類，「天賦」包括貼近自然的、未經過加工處理的食物，比如水果；經後天的處理但沒有蓋過食物原味的，以豬蹄為例，如果放些紅棗、黃豆之類食物來燉豬蹄，那麼這樣的食物不屬於厚味。「人為」則指經過加工的、後來的味道蓋過了食物的原味的，舉例使用辣椒、花椒之類的做成麻辣豬蹄，那麼它就屬於厚味。此外，罐頭、油炸食品，不管是蔬菜水果，還是雞鴨魚肉都屬於人為的厚味，飲食清淡就要將其拒之門外。

陰虛體質者因水分不足，無法濡養身體與臟腑，導致無法平衡陽熱旺盛的症狀，平時可選擇滋陰清熱的食物，如水梨、草莓、西瓜、黑芝麻、薏仁、小米大麥、小麥、黑豆、蜂蜜、百合、銀耳、木瓜、菠菜、花椰菜、無花果、茼蒿、百合、枸杞、桑椹、山藥、鴨肉、鱉、海參、蓮藕、芋頭、茄子、蘿蔔、空心菜、豆腐、絲瓜、綠豆、銀耳、木耳等食材，對於緩解陰虛內熱症狀有很好的作用。所以，每天最好吃五種以上的水果和蔬菜，對陰虛體質的改善很有幫助。

《內經》知多少——

原文：陰虛而陽盛，先補其陰，後瀉其陽而和之。

釋義：陰經正氣虛而陽經邪氣盛的，治療時，應當首先補其陰經的正氣，然後再瀉其陽經的邪氣，才能調和這種陰虛陽盛的病變。

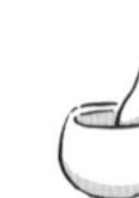

陽虛體質者，多吃些補陽的食物

中醫認為，陽虛是氣虛的進一步發展，故陽氣不足者常表現出情緒不佳，易悲哀，必須加強精神調養，消除不良情緒的影響。此種體質大多呈現形寒肢冷、喜暖怕涼、不耐秋冬，故陽虛體質者尤應重養生調攝，提高人體抵抗力。

《黃帝內經》指出，陽虛的人首先應當補足陽氣，從而調和陰盛陽虛的病變，應該多吃一些養陽的食物。《本草綱目》中說，羊肉具有養陽之功效。羊肉性溫，味甘，是溫補佳品，有溫中暖下、益氣補虛的作用。陽虛之人宜在秋冬以後常食之，可以達到助元陽、補精血、益虛勞的溫補強壯效果。陽虛的人可以在夏日三伏天，每一伏吃羊肉附子湯一次，配合天地陽旺之時，以壯人體之陽。

同時，陽虛體質的人宜食味辛、性溫熱平之食物，如薏仁、大蒜、蔥、蓮藕、甘薯、紅豆、豌豆、黑豆、山藥、南瓜、韭菜等；不要吃空心菜、大白菜、菠菜、茼蒿、茭白筍、白蘿蔔、百合、冬瓜、苦瓜、茄子、綠豆、綠豆芽等偏寒性的食物。

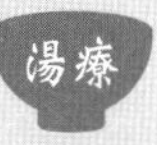

當歸生薑羊肉湯

【材料】：當歸50克，生薑200克，羊肉500克，食鹽適量。

【作法】：當歸、生薑洗淨後切成大片備用。羊肉洗淨後切成2公分見方的肉塊，放入沸水鍋中，汆燙去血水後，撈出晾涼。將羊肉、當歸、生薑放入沙鍋，加適量清水以中大火上煮沸，撈去浮沫，改用文火燉至肉爛，加入食鹽即成。

【功效】：具有補陽散寒，適用於產後，腹部冷痛，四肢不溫，腰膝痠冷，陽痿，免疫力低下等陽虛之人。每週一次，佐餐，食肉喝湯。

《內經》知多少——

原文：陰盛而陽虛，先補其陽，後瀉其陰而和之。

釋義：陰經邪氣盛而陽經正氣虛的，治療時，應當首先補其陽經的正氣，然後再瀉其陰經的邪氣，才能調和這種陰盛陽虛的病變。

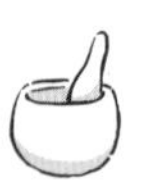

痰濕體質者，祛痰除濕是首要任務

痰濕體質者多身形肥胖、性情溫和、倦怠懶言。中醫認為，造成這種體質的原因是脾胃運化功能失調，痰濕不能隨水穀精微一同運化，鬱結於皮下化為脂肪。

脾統血主運化，它不僅要將飲食消化吸收，還要透過脾氣將水穀精微布散全身，正如《黃帝內經》所描述的水穀精氣輸布過程：「飲入於胃，游溢精氣，上輸於脾，脾氣散精，上歸於肺，通調水道，下輸膀胱，水精四布，五經並行」，如果脾氣失於運化轉輸之能，身體的津液不得輸布，就會聚集而形成痰。所以，痰濕體質者養生的首要任務就是祛痰除濕，從健脾入手，透過經絡、環境及食療三方面進行保健調理。

1. **經絡調養**：改善痰濕體質的主要穴位有：中脘、水分、關元、陰陵泉、豐隆等穴位，脾虛、腎虛者可以加脾俞穴、腎俞穴。上述穴位最適合用艾條溫灸，每次灸20分鐘，一週二至三次，八次一個療程，持續三個療程後觀察效果。

2. **家居環境**：痰濕體質的人起居養生要注意多曬太陽，陽光能夠散濕氣，振奮陽氣；濕氣重的人，可以經常泡泡熱水澡，最好是泡得全身微微發紅，毛孔張開最好；痰濕體質的人穿衣服要盡量寬鬆些，這也利於濕氣的散發。

3. **食療調養**：痰濕體質往往源於脾胃功能不佳、代謝不暢，應避免高糖、

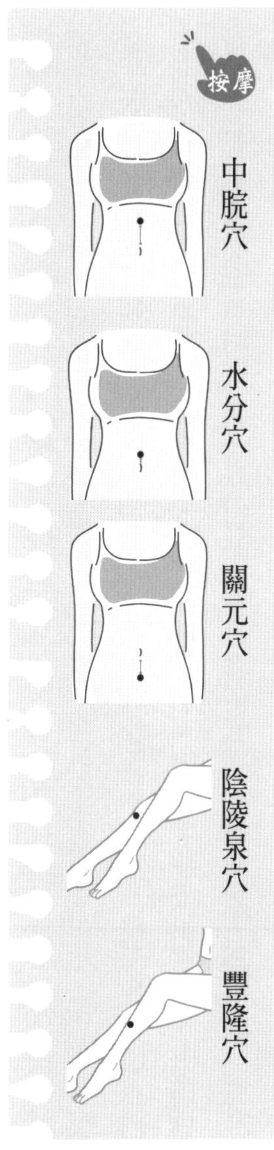

高油等重口味飲食；可適度補充利濕與通血的食物，如白蘿蔔、大蒜、蔥、生薑、辣椒、白果、香菇、木耳、海帶、紫菜、木瓜、山藥、小米、玉米、芡實、薏仁、紅豆、扁豆、冬瓜、楊梅、洋蔥、紅麴等。另外，痰濕體質者可用中藥草來調理。祛肺部、上焦的痰濕可用白芥子、陳皮；陳皮和黨參、白扁豆合在一起，是治中焦的痰濕；赤小豆主要是讓濕氣從小便而走。經常飲「薑紅茶」，對於痰濕體質的改善也大有幫助。

《內經》知多少——

原文：飲入於胃，游溢精氣，上輸於脾，脾氣散精，上歸於肺，通調水道，下輸膀胱，水精四布，五經並行，合於四時五臟陰陽揆度，以為常也。

釋義：水液入胃以後，游溢布散其精氣，上行輸送與脾，經脾對精微的布散轉輸，上歸於肺，肺主清肅而司治節，肺氣運行，通調水道，下輸於膀胱。如此則水精四布，外而布散於皮毛，內而流行於五臟之經脈，符合四時五臟陰陽動靜的變化，就是經脈的正常現象。

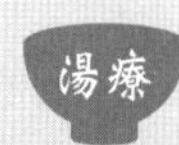

薑紅茶

【材料】：生薑適量，紅茶一茶匙，紅糖或蜂蜜適量。

【作法】：將生薑磨成泥，放入預熱好的茶杯裡，然後把紅茶注入茶杯，再加入紅糖或蜂蜜即可（生薑、紅糖、蜂蜜的份量，可根據個人口味的不同而增減）。

【功效】：具有瀉除體內寒濕的作用。

【注意】：沖泡時還可加點紅糖和蜂蜜。但患有痔瘡或其他忌辛辣的病症，可不放或少放薑，只喝放了紅糖和蜂蜜的紅茶，效果也不錯。

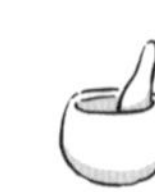

濕熱體質者，多方面為身體祛濕清熱

濕熱體質者常見面部不清潔感，面色發黃、發暗、油膩。牙齒比較發黃，牙齦比較紅，口唇也比較紅。濕熱體質的大便臭穢難聞，小便經常呈深黃色，異味也大。濕熱體質的女性帶下色黃，外陰異味大，經常瘙癢。舌紅苔黃。濕熱體質者易感皮膚、泌尿生殖、肝膽系統疾病。

形成濕熱體質一方面是先天因素，後天也很重要。如果一個人抽菸、喝酒、熬夜三者兼備，那註定是濕熱體質。滋補不當也易促生濕熱體質。長期的情緒壓抑也會形成濕熱體質，尤其情緒抑鬱又借酒澆愁者。

《黃帝內經》指出：因為濕邪傷害人體，頭部像有物蒙裹一樣沉重；若濕熱相兼而不得排除，就會傷害大小諸筋，而出現短縮或弛縱，短縮的造成拘攣，弛縱的造成痿弱。一般來說，濕熱體質應當從四個方面進行調養：

1. **經絡調養**：可按壓肝俞、胃俞、三陰交等穴道，來幫助改善體質。另外，想要祛濕一定要經常敲打後背的膀胱經，曬後背，或者膀胱經刮痧、拔罐、走罐，因為膀胱經是全身第一大陽經，也是排濁氣第一名。膀胱是人體的垃圾站，而膀胱經是人體的排毒通道，排毒通道通暢，可以改善尿黃、煩躁、失眠、頸肩背疲勞痠痛。

2. **家居環境**：盡量避免在炎熱潮濕的環境長期工作和居住。濕熱體質的人皮膚特別容易感染，最好避免緊身衣物，穿著寬鬆。材質要選天然纖維、棉麻、絲綢等質地，尤其是內衣更重要。

3. **飲食調養**：濕熱體質者要少吃甜食、辛辣刺激的食物，少喝酒。比較適合濕熱體質的食物，如綠豆、苦瓜、絲瓜、菜瓜、芹菜、薺菜、芥藍、竹筍、紫菜、海帶、四季豆、赤小豆、薏仁、西瓜、鴨肉、田螺等；不宜食用麥冬、燕窩、銀耳、阿膠、蜂蜜、麥芽糖等滋補食物。

按摩

胃俞穴

肝俞穴

三陰交穴

4. 藥物調養：祛濕熱可以喝一些涼茶，但不能太過亦可以吃些車前草、淡竹葉等，不過不宜久服。

《內經》知多少——

原文：因於濕，首如裹。濕熱不攘，大筋緛短，小筋馳長。緛短為拘，馳長為痿。

釋義：因為濕，頭部像有物蒙裹一樣沉重。若濕熱相兼而不得排除，則傷害大小諸筋，而出現短縮或弛縱，短縮的造成拘攣，弛縱的造成痿弱。

血瘀體質者，活血化瘀痛自消

許多人經常會有牙齦出血，嘴唇顏色發暗，舌頭的顏色偏紫，甚至還能看見有瘀點，容易掉頭髮，怕冷，容易感冒，皮膚乾燥粗糙、色素沉著，總感覺心煩氣燥，不僅容易健忘，還動不動就發火，眼睛總有很多血絲，黑眼圈明顯，身上莫名其妙出現瘀點等問題。

其實，造成這些現象並不是偶然，一切都與他們的血瘀體質密不可分，即先天因素所致的全身性的血液流暢不通。中醫認為，血脈運行不太通暢，不能及時排出和消散離經之血，便會使那些失去其生理功能的血液停留體內，瘀積於臟腑器官組織而產生「瘀」和「痛」。

《黃帝內經》雖然未明確提出「血瘀」或「瘀血」，也無「血瘀證」之稱，但其將此證稱為「血脈凝泣」。這種體質的調理，重在活血化瘀，氣血順暢了，瘀積沒了，痛楚自然也就消失了。

在飲食方面，血瘀體質的人應多吃些活血化瘀的食物。例如，山楂、韭菜、洋蔥、大蒜、桂皮、生薑等適合冬季食用；生藕、黑木耳、竹筍、紫皮茄子、蒟蒻等適合夏季食用；螃蟹、海參等海產品適合經常食用。

還可以在遵照醫師醫囑的情況下，用藥物補血養陰，如少量的阿膠、熟地、白芍、麥冬等。有些血瘀體質的女性情感細膩，容易不開心，在鬱悶、不想吃東西時，可以服用逍遙丸、柴胡疏肝散等。

在起居方面，這種體質的人要多運動，每工作1小時左右，就要起身走動走動。適量的運動能喚起心肺功能，有助於消散瘀血。

另外，可以在專業人士指導下進行針灸及推拿療養，常用的穴位有神闕、肝俞、太衝、曲池等等穴位。

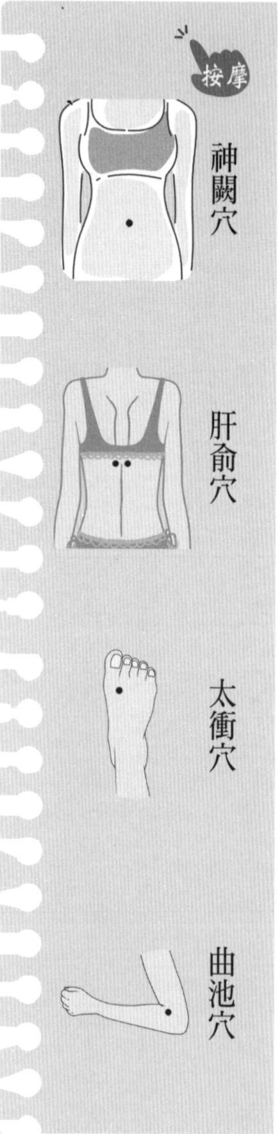

按摩

神闕穴

肝俞穴

太衝穴

曲池穴

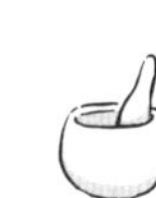

平和體質者，食補勝於藥補

平和體質的人，就是非常健康的人。他們不易生病，生活規律，情緒穩定，對於環境和氣候的變化適應能力也比較強，即使生病，也很容易治癒。這類人「養生之道，莫先於食。」

古人云：「是藥三分毒」，我們平時之所以用藥，就是要借助藥性，對病進行矯正，使身體達到平和，而對於平和體質來說，本身就已經平和了，就不必再用補藥對身體進行補益了，因為這樣一來，不僅達不到強壯體質的效果，甚至還會造成意想不到的危害。《黃帝內經》同樣也認為藥補不如食補。那麼，平和體質的人應該怎麼進行食補呢？

1. 合理膳食

飲食合理搭配就是要做到粗細糧混食，粗糧細做，乾稀搭配；副食最好葷素搭配，忌偏食或飲食單調。在食物選擇方面，早餐應選擇體積小而富有熱量的食物，午餐應選擇富含優質蛋白質的食物，晚餐則應吃低熱量、易消化的食物。在攝入量上，應做到「早飯吃好，中飯吃飽，晚飯吃少」。

2. 清淡為主

古代醫學家和養生學家都強調，飲食宜清淡，不宜過鹹。據調查，每日食鹽量超過15克以上者，高血壓的發病率約為10％。因此，正常人一般每天攝入鹽分要控制在6克以下。如患有高血壓、冠心病或動脈硬化者，必須控制在5克以下。不過飲食清淡也不應該絕對化，比如盛夏季節，人體因大量出汗，會令體內鹽分流失過多，這時就應注意及時補充鹽分。

3. 飲食有節

這一點對於中老年人尤為重要，因為隨著年齡的增長，生理功能逐漸減退，機體的新陳代謝水準逐漸減弱，加上活動量減少，體內所需熱能物質也逐漸減少。因此，每日三餐所攝入的熱能食物也應減少，這樣才能更好地維持體內能量的代謝平衡。

如果到了中老年階段飯量仍不減當年，攝入食物過多，勢必造成體內能量過剩，多餘能量就會轉化為脂肪，使身體發胖，並影響心臟功能。這也是誘發高血壓、冠心病、動脈粥狀硬化等心血管疾病的主要原因。所以，中老年人應適當節制飲食，飲食應當少而精，富於營養又易於消化，多吃新鮮蔬菜、水果，限制高脂肪、高熱量食物的攝入量。每餐的食量應適可而止，以七八分飽為宜。

4. 注意細節

吃飯時細嚼慢嚥，不可狼吞虎嚥，以利於消化吸收；吃飯時要專心，不要一邊吃飯，一邊想其他的事情，或使用3C產品、看書、看電視，既影響食欲，也影響消化液的分泌，久之易引起胃病；吃飯時要有愉快的情緒，才能促進胃液分泌，有助於食物的消化。如果情緒過於激動，興奮、憤怒等等情緒之下勉強進食，會引起胃部的脹滿甚至疼痛；飯後不要躺臥和劇烈運動。

《內經》知多少——

原文：病有久新，方有大小，有毒無毒，固宜常制矣。大毒治病，十去其六，常毒治病，十去其七，小毒治病，十去其八，無毒治病，十去其九。穀肉果菜，食養盡之，無使過之，傷其正也。

釋義：病有新有久，處方有大有小，藥物有毒無毒，服用時當然有一定的規則。凡用大毒之藥，病去十分之六，不可再服；一般的毒藥，病去十分之七，不可再服；小毒的藥物，病去十分之八，不可再服；即使沒有毒之藥，病去十分之九，也不可再服。以後就用穀類、肉類、果類、蔬菜等飲食調養，使邪去正復而病痊癒，不要用藥過度，以免傷其正氣。

第四章　上了歲數，《內經》助你信步走到天年

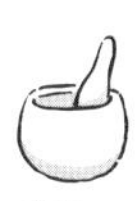

從頭到腳按摩法，為全身活血通脈

在《黃帝內經》三十六卷一百六十二篇中，《素問》與《靈樞》都論及按摩。人到了老年以後，體質開始變差，氣血流通也會減慢，如果在這個階段能多活動活動手腳，沒事時多按摩，會對全身氣血運行大有裨益。具體步驟如下：

1. **搓手**。用兩手掌用力相對搓動，由慢而快，到搓熱手心。手是三陽經和三陰經必經之處，摩擦能調和手上氣血，使經絡暢通，十指靈敏。
2. **梳頭**。十指微屈，以指尖接觸頭皮，從額前到枕後，從顳顬到頭頂梳頭二十次左右。
3. **按揉太陽穴**。用兩手食指指端分別壓在雙側太陽穴上旋轉運動，按時針

方向順、逆各十次左右。

4. **揉胸脯**。用兩手掌按在兩乳上方，旋轉揉動，順逆時針各十次左右。

5. **抓肩肌**。用手掌與手指配合抓、捏、提左右肩肌，邊抓邊扭肩，各進行十次左右。

6. **豁胸廓**。兩手微張五指，分別置於胸壁上，手指端沿肋間隙從內向外滑動，各重複十次左右。

7. **揉腹**。以一手五指張開指端向下，從胃脘部起經臍右揉到下腹部，然後向右、向上、向左、向下，沿大腸走向擦揉。可以牽拉腹內臟器，使腸胃蠕動加大，促進胃液、膽汁、胰腺和小腸液的分泌，增加消化吸收作用。

8. **搓腰**。用手按緊腰部，用力向下搓到尾閭部，左右手一上一下，兩側同時搓二十次左右。

9. **擦大腿**。兩手抱緊一大腿根部，用力下擦到膝蓋，然後再擦回大腿根，往來二十次左右。

10. **揉小腿**。以兩手掌挾緊一側小腿腿肚，旋轉揉動，左右各二十次左右。腿是擔負軀幹的主結構，是足三陽經和足三陰經的必經要路，揉腿可增強肌肉力量，防止肌肉萎縮，有助於減少各種腿疾。

11. 旋揉兩膝。兩手掌心各緊按兩膝，先一起向左旋揉十次，再同時向右旋揉十次。膝關節處多橫紋肌和軟性韌帶組織，喜溫怕冷，經常按揉膝蓋，可促進皮膚血液循環，增高膝部溫度，驅逐風寒，有助防止膝關節炎等症。

12. 按摩腳心。兩手摩熱搓湧泉穴，搓至腳心發熱，先左後右分別進行。

此按摩法通常從開始按摩到最後結束，各個步驟，既可分用，也可合用。依此法進行全身按摩可祛風邪，活血通脈，緩解腰背病痛，強身健體。

步入老年，覺少更要睡得好

很多老年人，上了歲數，睡眠的時間少了。其中，有些人認為可能自己生病了，也有些人認為睡覺不像年輕時對自己那麼重要了。其實，這些都是錯誤的觀念。

《黃帝內經》指出，人到了老年，睡眠不易，不像年輕人那樣白天精力充沛，夜裡也睡得好。所以，老年人睡得少未必是生病。但老年人萬萬不可因為睡眠少了就不重視睡眠。養生專家提醒老年朋友，睡眠應該注意以下十大方面。

1. **忌迎風睡**：人在睡眠時生理機能較低，抵抗力較弱，當風而吹易生病；也易使腰背部肌肉受涼而痙攣，而誘發腰痛。

2. **忌高枕軟床**：高枕和軟床可導致腰背肌持續性的緊張，增加椎間盤的壓力，對於已有不同程度腰椎退化性病變的老人十分不利。

3. **忌仰臥位睡姿**：仰臥，舌根往後墜會影響呼吸，易產生了不悅耳的鼾聲，若手放在胸部會壓迫心肺，導致噩夢。

4. **忌無枕直腿**：低枕或無枕，使脊柱過伸而影響脊柱的生理平衡。老年人也不宜將雙下肢呈伸直狀，最好是將小枕頭放於膝窩，以放鬆腰背肌。

5. **忌睡前思緒萬千**：睡前必須靜心思睡，不可憂慮煩事，否則會導致失眠。

6. **忌飲酒飽食**：睡前飲食過多，胃腸撐脹，消化障礙，影響睡眠。

7. **忌張口呼吸**：張口呼吸，空氣未經鼻腔過濾處理，冷空氣及含有汙物的氣體直接刺激咽喉，容易引起咽乾咳嗽而發生感染。

8. **忌睡中忍便**：憋尿忍便對人體有害，也影響睡眠。睡前排空大小便，減少糞的刺激，有預防疾病、延年益壽的作用。

9. **忌睡眠時間不足**：生理學家認為，60歲以上老年人，一般建議每天保持6小時左右的睡眠時間為佳。睡眠時間過少和睡眠時間過多對老人的健康都是不利的，長期睡眠超過7小時或睡眠不足都會導致注意力變差，甚至出現老人痴呆。

10. **忌睡前劇烈運動**：運動最好在睡前6小時進行。

另外，值得注意的是，老人的睡眠環境要安靜、室溫適宜，空氣流通，避免強光照射，並養成早睡早起、按時歇息、起床的好習慣，不干擾睡眠生理時鐘。

《內經》知多少——

原文：壯者之氣血盛，其肌肉滑，氣道通，營衛之行不失其常，故晝精而夜瞑。老者之氣血衰，其肌肉枯，氣道澀，五臟之氣相搏，其營氣衰少而衛氣內伐，故晝不精，夜不瞑。

釋義：年輕力壯的人氣血盛滿，肌肉滑利，氣道就通暢，營氣和衛氣就能很正常的運行，因此白天精力充沛，夜裡睡眠也安穩。而老年人氣血衰弱，肌肉枯槁，其氣道就艱澀不通，五臟之氣不能相互溝通和協調，營氣衰少，衛氣內擾，營衛失調，不能以正常規律運行，因此表現為白天精力不充沛，而夜裡難以入睡。

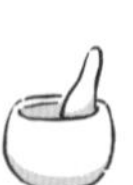

老年人鍛鍊，萬萬不可犯「三過」

雖然我們常說「生命在於運動」，但老年人為了鍛鍊身體，揮汗如雨地使勁運動，不僅達不到運動養生的目的，反而會損害健康。概括來講，老年人上了歲數，鍛鍊時務必小心「三過」。

1. 過量

在生活中，我們可能會見到一些這樣的老年人：平時不運動，待在家裡睡覺、看電視，想起來運動時就會運動到大汗淋漓，這好像是鍛鍊了，其實是折騰。在中醫裡汗血是同源的，「奪血者無汗，奪汗者無血」，汗出得太多的時候，血就要受損，所以老年人運動要和緩，並要持之以恆。

老年人最好的鍛鍊方式是每天走路，走到身上微微有汗，氣血開始活動起來就行了，這時內在的廢棄物已經排出，目的就達到了，切忌不可運動至大汗淋漓。另外，氣功、太極拳等較舒緩的項目也是很好的選擇。

總之，老年人運動時必須防止過度勞累，要做到「形勞而不倦」。

2. 過早

有些老年人喜歡一大早起來就出去運動，其實這也是不對的。《黃帝內經》裡說凌晨3點到5點（寅時）是肺經當令，這個時候是陽氣的開端，是人體從靜變為動的一個開始。從寅時開始，身體進入了一輪新的循環，氣血也開始重新進行分配。人體從靜到動的轉化、氣血重新分配的過程，都必須在深度睡眠中完成。而人老了之後，氣血能量已經不足，沒有可供分配的東西，容易在四、五點鐘醒來。如果這時候醒來了就起床去運動，那麼就會擾亂身體的這種工作機制，甚至可能引發猝死。所以，老年人最好不要過早起來鍛鍊身體。

3. 過急

老年人起床的時候，一定要緩一下，不要急著起床。因為老人氣血循環較緩，猛然調動它，就容易引發危險，甚而誘發心臟疾病發作。正如《黃帝內經》所說：「因於寒，欲如運樞，起居如驚，神氣乃浮。」

《內經》知多少——

原文：因於寒，欲如運樞，起居如驚，神氣乃浮。

釋義：由於寒，陽氣應如門軸在門臼中運轉一樣活動於體內，若起居猝急，擾動陽氣，則易使神氣外越。

第五章　好父母勝過好醫生，用《內經》護佑孩子成長

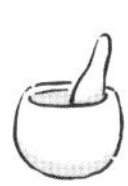

捏脊，保養孩子脾胃的靈根

經常可見到兩個孩子吃了同樣的東西，一個沒有任何異常反應，而另一個卻生病；還有一些孩子，給他吃再美味的食物，他都沒有胃口，或者按時吃飯也不吸收，長得又瘦又小。

之所以如此，一方面是孩子先天體質比較弱，還有另一方面非常重要的因素是孩子脾胃不太好。這兩方面也是彼此相關的，孩子脾胃不好，自然會影響體質，體質不好，同樣也會影響脾胃功能。

中醫指出，「脾胃為後天之本」，要提高小兒防病及抗病能力，就需重視調理氣機和脾胃功能。《黃帝內經》指出，衛氣運行失常，鬱結在身體的不同部位，就會導致脅部和胃脘脹滿、喘息氣逆等病證，因此可以選擇按摩相應的

腧穴來改善。

從經絡角度，脊背正中間是督脈，即總督全身陽氣的一條經脈；脊背兩旁，是足太陽膀胱經循行的部位，它聯繫著其他的腑臟。例如，腧穴中的心俞、肺俞、厥陰俞（就是心包俞）、肝俞、脾俞、胃俞、膀胱俞等穴位都在膀胱經上，分布於督脈兩側。其中，所謂「腧」，就是「輸」的意思，如肺俞就是肺臟的轉輸、輸注之穴，對於保養肺部和治療肺臟的疾病都有重要的作用。所以，捏脊就是在疏通全身氣血的大樞紐，同時還能把五臟六腑的氣機疏通一遍。

古時候「脊」通「積」，也就是說「捏脊」實際上就是「捏積」。正所謂「息者為積」，人體的氣血在運行的過程中，由於內感七情、外感六淫邪氣，勢必出現瘀積、堵塞，而背部又是堵塞最多的地方。常為孩子捏脊，可以改善小兒消化功能，調理臟腑，提高孩子的體質，是促進孩子生長發育、防治多種疾病的妙法。

我們介紹捏脊的具體方法：

孩子取俯臥位，父母用雙手的拇指、中指和食指指腹捏起脊柱上面的皮膚，輕輕提起，從龜尾穴開始，邊撚動邊向上走，至大椎穴止。從下向上做，單方向進行，一般捏三～五遍，以皮膚微微發紅為度。

不過，給孩子捏脊時一定要注意以下幾點：

1. 應沿直線捏，不要歪斜。
2. 捏拿肌膚鬆緊要適宜。
3. 應避免肌膚從手指間滑脫。

堅持給孩子做捏脊，一段時間之後，你會發現孩子胃口變好了，身體也強壯起來。

《內經》知多少——

原文：黃帝曰：衛氣之留於腹中，搐積不行，苑蘊不得常所，使人支脅胃中滿，喘呼逆息者，何以去之？伯高曰：其氣積於胸中者，上取之，積於腹中者，下取之，上下皆滿者，旁取之。

釋義：黃帝問：衛氣留滯在腹中，蓄積而運行失常，一般衛氣鬱結沒有固定的部位，人常發生脅部和胃脘脹滿、喘息氣逆等病證，應如何治療呢？伯高回答說：衛氣積聚在胸中的，應當選用上部的腧穴治療。積聚在腹中的，應當選用下部的腧穴治療。胸部和腹部都有衛氣積聚的，應當選用上部、下部和胸腹附近的腧穴治療。

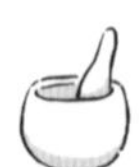

寶寶愛流口水，該為他補脾胃了

若留心便會發現，剛出生的寶寶是不流口水的。這是因為他們的唾液腺不發達，分泌的唾液較少，嘴裡沒有多餘的唾液流出，加上此時孩子的主食是奶，對唾液腺的刺激不大。寶寶稍微長大一些，就會有一個很典型的現象——流口水。專家指出，1～2歲的小孩流口水主要是由於唾液腺發育還不完善，屬於生理現象；如果2歲之後還有口水滴答的現象，家長就要注意了，這可能是小兒流涎，即一種病症。

中醫認為，經常流涎，易耗傷孩子的津液，常因先天不足、後天失調、脾胃虛寒而發病。《黃帝內經》中有「脾在液為涎」的記載，「涎」就是我們俗稱的口水，隱含的意思就是說流涎主要是脾的問題。

一般來說，嬰兒長到六個月以後，身體各器官明顯發生變化，此時嬰兒所需營養僅靠母乳已不能滿足，要逐步用米糊、菜泥等營養豐富，容易消化的副食品來補充。而有些母親用母乳餵養孩子到15個月以上才斷奶，斷奶後再餵副食品，這樣的孩子脾胃就比較虛弱，容易發生消化不良，這也是為什麼小兒流涎在斷奶前後的發生率最高。

如果孩子出現愛流口水的毛病，可採取給孩子補脾經、肺經、腎經各三百次，推三關三百次（即用拇指橈側面或食、中指面自孩子腕部推向肘），摩腹3分鐘，捏脊三～五遍，效果良好。

此外，孩子長牙或患口腔黏膜炎症時，也特別容易流口水。父母應注意觀察孩子的表現，找出流涎的原因。如果是因長牙或口腔黏膜炎症所引起的流涎，父母就不必太擔心。

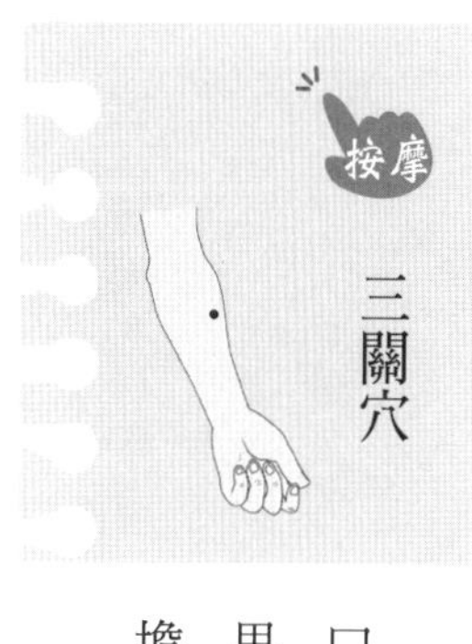

《內經》知多少——

原文：五臟化液：脾為涎。……飲食者，皆入於胃，胃中有熱則蟲動，蟲動則胃緩，胃緩則廉泉開，故涎下。

釋義：五臟化生的液體：脾之液化為涎。飲食水穀進入胃中，胃中有熱，胃中的寄生蟲因受熱而蠕動，就會使胃氣遲緩，胃通於口，胃氣遲緩使得舌下的廉泉穴開張，口開而涎出不收。

不想孩子尿床，七節骨一推就靈

5歲以下的嬰幼兒，由於智力尚未健全，正常的排尿反射及習慣都尚未養成，所以經常會尿床；有些年齡較大的兒童因精神過度緊張或睡前多飲等情況，偶爾也會尿床，但這些均不屬於病態。

然而，5歲以上的嬰幼兒在睡覺時仍隨意地將小便尿在床上，就屬於病症了，這種尿床即醫學中的「遺尿」，屬中醫「遺溺」證的範疇，在《黃帝內經》中已有論述。如《靈樞・本輸》說：「三焦者……入絡膀胱，約下焦，實則閉癃，虛則遺溺，遺溺則補之，癃閉則瀉之。」

如果孩子真的患了遺尿症，你也大可不必惱火和憂愁，因為中醫推拿裡有一種專治小兒遺尿、操作簡單又行之有效的方法——推七節骨。所謂七節骨，位於寶寶背部正中線，在第四腰椎至尾椎上端成一直線。推七節骨療法分為推上七節骨和推下七節骨兩種，前者指用大拇指外側緣自下而上直線推動，後者指用食、中指自上而下直線推動；操作時應讓寶寶呈俯臥姿勢。經常給寶寶進行此項推拿，不僅對遺尿有療效，還具有治療泄瀉、便秘、脫肛等疾病的作用。

不過，由於排尿是一個複雜的生理過程，是受大腦排尿中樞控制的一種反射性活動，所以在給寶寶實施推拿按摩的同時，也要配合對其進行生活調理。一方面，在精神上給予鼓勵，絕不能對孩子進行譏笑，以免造成其精神緊張，增加治療的困難。另一方面，父母要誘導孩子養成夜間排尿的習慣，白天不要過度疲勞，平時注意營養，適當運動。

《內經》知多少——

原文：三焦者，足少陽太陰之所將太陽之別也，上踝五寸，別入貫腨腸，出于委陽，並太陽之正，入絡膀胱，約下焦，實則閉癃，虛則遺溺，遺溺則補之，閉癃則寫之。

釋義：由於三焦和腎、膀胱有密切的關係，而且三焦的下腧穴是足太陽膀胱經的別絡所出之處，它的脈氣在足踝上方五寸處從本經分出而進入並貫穿小腿肚，再從委陽穴出於體表並由此並入足太陽膀胱經的本經，然後進入腹腔內與膀胱相連，以約束下焦，因此委陽穴所主治的證候，就包括因為三焦氣化異常而見的屬於膀胱病症的病變，如邪入三焦所致的小便不通之類的實證以及三焦虛弱所致的小便不禁之類的虛證。

第七篇　《內經》入道，祛病百試百靈有訣竅

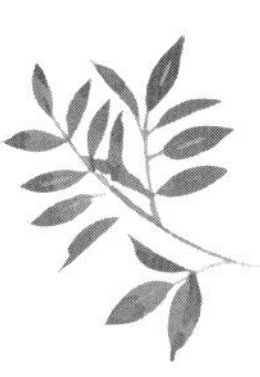

時代進步，醫療和科技也更發達了，然而，慢性病和文明病卻與我們如影隨形了。不僅如此，因為不懂得保養自己，一家老小常常會受到某些疾病的侵襲。更惱人的是，稍有不慎，日常生活的小病小痛也來搗亂。這該怎麼辦呢？千萬別煩惱，悟透《黃帝內經》，我們可以古方今用，祛病百試百靈。

第一章　古方今用，讓慢性病與文明病漸行漸遠

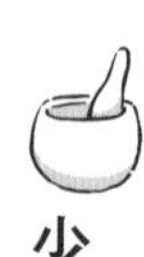

少吃鹽、敲肝腎二經，降壓有何難

高血壓已成為現今最廣泛的慢性病，人們稱之為「無聲殺手」。高血壓多發生於長期用腦族群，因為用腦者長期精神緊張，又缺乏活動，容易發生心腦血管疾病，如腦出血、腦梗塞、心臟病等。

雖然高血壓是一種典型的現代病，但關於其成因，《黃帝內經》早有論述。〈素問・五臟生成〉說：「是故多食鹹則脈凝泣而變色。」意思是說，多吃鹹味的東西，會使血變稠，甚至不暢通，而顏面色澤發生變化。

關於這一點，用現代醫學來解釋同樣說得通。食鹽與維持人體正常的生理功能密切相關。我們平常吃的精鹽，其主要成分是氯化鈉。而人體中的鈉，約50％存在於細胞外液中，40％存在於骨骼，10％存在於細胞內。當血鈉大於一

定量時，就會造成細胞內水分滲出，使細胞外液量和血容量增多，血管平滑肌張力增強，進而導致血壓升高。

所以，儘管鹽對人體非常重要，但我們每天的攝取量也要有一定的限度。衛生署建議，成人每日鈉總攝取量不超過二千四百毫克（即鹽六公克）為宜。

此外，中醫經絡學說還認為，高血壓發病的原因也可由經絡失控而引起肝陽上亢和腎氣陰虛所致。如果是這樣，只要透過敲肝經和腎經，就能使血氣暢通，使失控的經絡恢復其調控作用，使高亢的肝經陽氣下降，心情平和，同時腎陰逐漸充實，陰升陽降，達到陰陽平衡，血壓自然會下降。因此，只要每天得當的敲肝經和腎經，輔以良好的心情與合理的膳食，達到人體陰陽平衡，血壓自然就不高了。

《內經》知多少——

原文：是故多食鹹，則脈凝泣而變色；多食苦，則皮槁而毛拔；多食辛，則筋急而爪枯；多食酸，則肉胝而唇揭；多食甘，則骨痛而髮落，此五味之所傷也。

釋義：過食鹹味，則使血脈凝塞不暢，而顏面色澤發生變化。過食苦味，則使皮膚枯槁而毫毛脫落。過食辛味，則使筋脈勁急而爪甲枯乾。過食酸味，則使肌肉粗厚皺縮而口唇掀揭。過食甘味，則使骨骼疼痛而頭髮脫落。這是偏食五味所造成的損害。

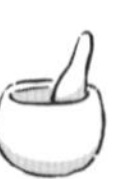

脂肪肝，三分靠藥、七分靠養

近年來，隨著生活水準的提高，人們的生活習慣及飲食結構也發生變化，脂肪肝的發生率呈現逐年增高的趨勢。不過，因為大多沒有明顯症狀，很容易被忽略，使得發現時往往肝臟已發生不可逆的病變。

現代醫學研究發現，脂肪肝的發生是多種原因使肝臟脂肪代謝發生障礙，脂類物質的動態平衡失調，脂肪在肝組織細胞內貯積所致。

中醫並沒有脂肪肝這一病名，根據其臨床特點，多將其歸屬於「脅痛」、「肥氣」、「積聚」等範疇。脂膏源於水穀，屬於津液的組成部分，並能化入血中，是人體營養物質。《黃帝內經》與之相關的論述很多，如「五穀之津液和合而為膏者。」清代張志聰對膏脂有過詳盡的論述：「中焦之氣，蒸津液化，其精微……溢於外則皮肉膏肥，余於內則膏脂豐滿。」津血膏脂是由水穀化生，水穀的代謝是人體諸臟腑共同協調完成的複雜生理過程。膏脂的正常代謝有賴於脾胃功能的正常。飲食入胃，經胃之「腐熟」和小腸的「化物」之後，脾將水穀精微運輸到全身；脾又主水液，為胃行其津液，乃津液輸布之樞紐。人之膏脂的化生、轉運、輸布與脾密切相關。《素問》指出：「食氣入胃，散精於肝，淫氣於筋。淫氣入胃，濁氣歸心，淫精於脈。脈氣流經，經氣歸於肺，肺朝百脈，輸精於皮毛。」《靈樞》中還說：「人受氣於穀，穀入於胃，以傳與肺，五臟六腑，皆以受氣，其清者為營，濁者為衛，營在脈中，衛在脈外。」這些都說明，膏脂在脾胃等臟腑的共同作用下化生轉運輸布，和調於五臟，灑陳於六腑，充養周身百骸。而各種因素影響到脾的正常功能，均可能導致膏脂的運化失常，阻滯於肝脈。

飲食所化生的水穀精微化生氣血，維持人體生長、發育，完成各種生理功能

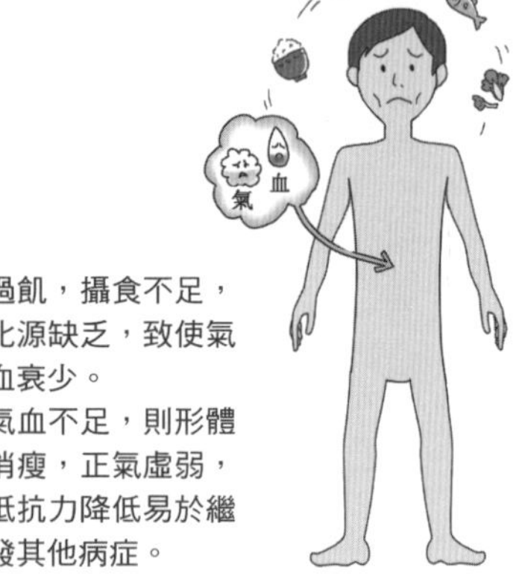

過飢，攝食不足，化源缺乏，致使氣血衰少。
氣血不足，則形體消瘦，正氣虛弱，抵抗力降低易於繼發其他病症。

暴飲暴食，過食肥甘厚味，易於化生內熱，導致臟腑失和，脈絡不通，運化不暢。
當「痰、瘀、濕、積」這些病理產物積聚在肝臟，就容易造成脂肪肝。

臨床上，飲食不節，過食肥甘，嗜酒過度而致脾胃受損，脾氣壅滯，氣機被遏；或者由臟腑功能失調，三焦氣化不及，脾失運化，水穀精微不化，水聚成濕，不能化脂降濁，膏脂痰濁瘀阻肝脈，多是脂肪肝發病的原因。

中國傳統的治病概念是「三分靠藥、七分靠養」，良好的生活習慣和適當的保健措施是治療脂肪肝的基本措施。自我保健的具體做法，主要包括以下兩個方面：

1. 調控飲食

調整飲食結構和控制攝入量。許多單純性脂肪肝是由於營養過剩所致，患者如能管住嘴巴，調整飲食的質和量，病情往往可以得到很好的控制。由於體內的三酸甘油酯多由攝入的糖分轉化而來，因此應當減少澱粉類食物的攝入，如米、麵、馬鈴薯、糖和含糖飲料等，每天攝入總量（相當於米飯）女性約為二百至二百五十公克，男性為三百五十至四百公克。進食澱粉類食物太少也不好，會造成身體對胰島素的敏感性降低，容易誘發低血糖。正常人每日脂肪的攝入量如不超過三十五公克可促使肝內脂肪沉積的消退。蛋白質類食物應保持在每人一百公克左右，足夠的氨基酸有利於載脂蛋白的合成，有助於體內脂肪的轉運。各種畜禽的瘦肉、雞鴨蛋的蛋白質、魚類都可以吃。總之，理想的飲食應該是高蛋白、低脂肪、少糖，同時保持一日三餐的規律。

2. 加強鍛鍊

除了藥物、妊娠等所致的脂肪肝外，多數脂肪肝患者都被醫生勸告要加強身體的鍛鍊，適當運動的目的是為了消耗體內過多的脂肪。適合的運動是長跑、快走、上下樓梯、騎自行車、體操、游泳、打乒乓等強度小、節奏慢的有氧運動，運動量因人而異，以微微氣喘、心跳達每分鐘一百二十次左右為度。

爆發力大、快節奏的劇烈運動，如短跑、跳遠、投擲、單雙打、踢足球等，消耗脂肪不多，因而對脂肪肝並無多大益處。

此外，根據最近的藥理實驗，多喝綠茶、決明子茶或常吃山楂，也有利於脂肪肝的治療。

《內經》知多少——

原文：人受氣於穀，穀入於胃，以傳於肺，五臟六腑，皆以受氣，其清者為營，濁者為衛，營在脈中，衛在脈外。

釋義：人身的營衛之氣是由水穀產生的，水穀進入胃中，化生為水穀精氣，水穀精氣傳至肺，再借肺氣的輸布功能傳送周身，從而五臟六腑皆可接受水穀精氣。其水穀精氣中清輕而富於營養作用者為營氣，其中重濁而剽悍者為衛氣，營氣循行在經脈之中，衛氣行於經脈之外。

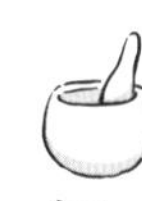

氣血充足，贅肉自然消失

通常，人體內脂肪積聚過多，體重超過標準體重20％以上者，稱為肥胖症。肥胖的人脂肪多，就像穿了一件大皮襖，不容易散熱，夏天多汗，容易中暑和長痱子；由於體重增加，足弓消失，容易成為扁平足，雖然走路不多，也容易出現腰痠、腿痛、腳掌和腳後跟痛等症狀。同時，肥胖者在活動後還容易出現心慌、氣短、疲乏、多汗等問題。

對於肥胖的發病機理，《黃帝內經》認為主要與人的氣血多少、痰濁以及瘀血有關，這些觀點得到後世醫家的廣泛認同。關於肥胖與人的氣血有關，〈靈樞‧陰陽二十五人〉是這樣論述的：「其肥而澤者，血氣有餘；肥而不澤者，氣有餘，血不足。」

由氣虛所致的肥胖者，很容易饑餓，總想著吃。針對這種食欲旺盛的情況，最好的方法就是補氣。常用十幾片黃耆泡水喝，每晚少吃飯，食用10顆桂圓、十枚紅棗（這個紅棗是炒黑的棗，煮水泡上飲用），就不會因為晚上吃少了而感到餓，同時紅棗和桂圓又可以補氣血。另外，平時要多吃海蝦，這也是補氣、補腎最好的方法。當氣補足後，就會發現飯量能很好地控制，不會老是覺得餓。

與氣虛相對，有一些肥胖者吃得很少，也不容易餓，這種發胖多是因為血虛。這類族群平時要多吃鱔魚、紫米、海蝦，同時多吃牛肉，自然就會有勁。氣血補足了，肥胖的贅肉自然就消失。

另外，用按摩的方法也可以減肥，每天早上醒來之後，將手臂內側的肺經來回慢慢搓一百下，再搓大腿上的胃經和脾經各五十下，能有效促進胃腸道的消化吸收功能，並能促進排便，及時排出體內的毒素與廢物。

中午的時候搓手臂內側的心經，慢慢來回上下搓一百次，然後再在腰部腎俞穴搓一百下，因為中午是陽氣最旺盛的時候，這時是補腎、強腎的最好時機。

晚上臨睡前在手臂外側中間的三焦經上來回搓一百下，能有效緩解全身各個臟器的疲勞，使睡眠品質提高，好的睡眠也是人體補血的關鍵。

《內經》知多少——

原文：美眉者，足太陽之脈氣血多；惡眉者，血氣少；其肥而澤者，血氣有餘；肥而不澤者，氣有餘，血不足；瘦而無澤者，氣血俱不足。

釋義：眉毛清秀美好，是足太陽經脈氣血充盛。眉毛稀疏無華，是該經脈氣血均少。人體肌肉豐滿而潤澤，是氣血有餘。肥胖而不潤澤，是氣有餘而血不足。消瘦而不潤澤的是氣血均不足。

糖尿病，全面保養是關鍵

隨著人們生活水準的提高，加上體力活動減少，糖尿病的發病率越來越高，嚴重危害人們的身心健康。

糖尿病在中醫稱為消渴病，是一種代謝性疾病。《黃帝內經》中記載，岐伯回答黃帝提及：這是因為五氣外溢導致的疾病，病名叫脾癉。五味由口進入胃，胃消化五味生成水穀精氣和津液。然後由脾進行運化，將這些精氣和津液輸送到全身。現在濕熱蘊結於脾，脾喪失了運化能力，津液不能輸布於臟腑組織，而停留在脾內，脾氣上溢，所以口甜。患這種病的人必定經常吃一些甘甜的美味和肥膩的食物。肥膩的食物產生內熱，甘甜的食物導致脾胃氣滯而出現胃脘脹滿。這樣脾氣上溢，久而久之，就會轉化成消渴。因此，如經常感覺口甜，還伴有口渴、多尿、多食等症狀，應前往醫院檢查，看看自己是否得了糖尿病。

中醫認為，消渴症分為上消、中消和下消三種。上消的時候，是糖尿病初期，主治在肺；中期是中消，主治在脾；下消的時候主治在腎。現代醫學認為用了胰島素以後可以把血糖降下來，但是仍必須預防併發症發生，所以我們最好經由合理膳食、服藥、運動及精神進行全面調養。

1. 飲食保健

主食以粗糧（全穀類）為主，細糧為輔；副食以蔬菜為主，瘦肉、蛋類為輔，可吃小魚等。正所謂「粗茶淡飯，健康有源」。不論每日三餐，還是四餐，均要吃飽，避免或減少飯前心慌、手抖、出汗等現象。尤其是兒童、孕婦更應注意。平時可多吃苦瓜、南瓜、芭樂等；亦可將糯米、黑豆適量煮粥常服。

2. 適當用藥

胰島素等藥物要在醫生指導下使用，定期化驗血糖、尿液，以及肝功能、血液常規等，若有合併高血壓、高血脂等，則必須對症治療，中西醫結合，療效會更理想。

3. 運動鍛鍊

第一型（胰島素依賴型糖尿病）患者運動量不宜過大，以免發生低血糖，可採取散步、做體操等輕度的運動方式；第二型（非胰島素依賴型糖尿病）患者運動量可稍大些，如快走、慢跑、騎車、打太極拳等。不管哪種運動方式，都必須持之以恆，才能達到鍛鍊的效果。

4. 精神保健

一旦確診為糖尿病，應抱著正確的態度，以充分的自信心去戰勝疾病，不能被糖尿病這頂帽子壓垮，而精神萎靡，不願工作，不敢運動，整日休息。也不可視而不見，各方面不加注意，情志失調，過於勞累，或過憂過喜，均能導致內分泌紊亂，不利於控制血糖。

總之，注意保養，積極治療，糖尿病還是可以獲得良好的控制。

《內經》知多少——

原文：帝曰：有病口甘者，病名為何？何以得之？岐伯曰：此五氣之溢也，名曰脾痹。夫五味入口，藏於胃，脾為之行其精氣津液在脾，故令人口甘也，此肥美之所發也，此人必數食甘美而多肥也。肥者，令人內熱，甘者令人中滿，故其氣上溢，轉為消渴。治之以蘭，除陳氣也。

釋義：黃帝說：有患口中發甜的，病名叫什麼？是怎麼得的呢？岐伯說：這是由於五味的經氣向上泛溢所致，病名叫脾癉。五味入於口，藏於胃，其精氣上輸於脾，脾為胃輸送食物的精華，因病津液停留在脾，致使脾氣向上泛溢，就會使人口中發甜，這是由於肥甘美味所引起的疾病。患這種病的人，必然經常吃甘美而肥膩的食物，肥膩能使人生內熱，甘味能使人中滿，所以脾運失常，脾熱上溢，就會轉成消渴病。本病可用蘭草治療，以排除蓄積鬱熱之氣。

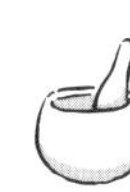

對症補氣血，月經自然順調

從醫學角度，月經週期以月經來潮第一天為週期的開始，到下次月經來為止，正常者大約每隔21～35天來潮一次。一般來說，經期長短因人而異，通常是2～8天不等，一般為4～5天，每次出血量應該少於八十毫升。

《黃帝內經》說：「血氣不和，百病乃變化而生。」所以女人月經失調同樣與氣血有關。有些女性在月經期內，一天要換五次以上的衛生棉，而且每片都是濕透的，這就屬於月經量過多。中醫認為，這類女性多半是氣虛，應注意補氣，不妨參考一下補氣方。

與月經過多的女性相對，有些女性月經量非常少。中醫認為這類女性多是血虛，即我們所說的貧血。血虛的女性，生下來的孩子也會體弱多病，因此平時一定要注意補血。由於豬血中含有人體不可缺少的無機鹽，如鈉、鈣、磷、鉀、鋅、銅、鐵等，特別是豬血含鐵豐富，每百克中含鐵量四十五毫克，比豬肝幾乎高二倍（豬肝每百克含鐵二十五毫克）。因此，婦女分娩後以及月經量過少的女性，不妨常食豬血，可防治缺鐵性貧血，又增補營養。

此外，還有些女性的月經週期很不穩定，不是提前就是推後，醫學上稱為月經提前或月經延後。中醫認為，這類女性一般都是腎虛，可以採用按摩的方法進行調理。

1. 搓擦腰眼

兩手搓熱後緊按腰部，用力搓三十次。「腰為腎之府」，搓擦腰眼可疏通筋脈，增強腎臟功能。

2. 揉按丹田

兩手搓熱，在下丹田（氣海穴、石門穴、關元穴、中級穴）按摩三十～五

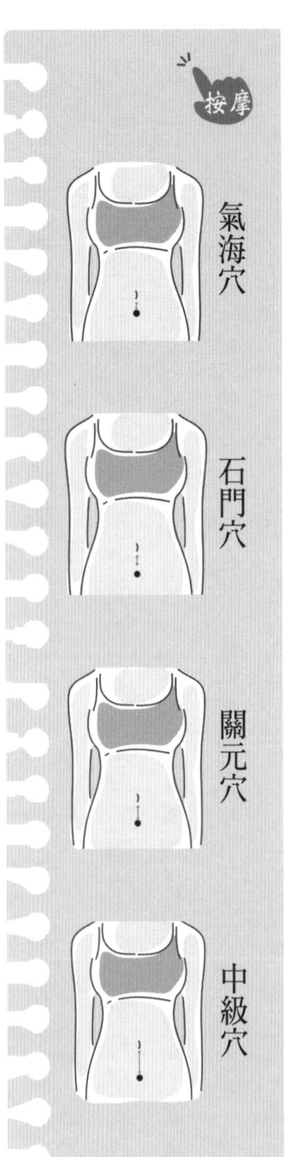

十次。此法常用之，可增強人體的免疫功能，達到強腎固本、延年益壽的作用。

另外，在飲食方面，腎虛的女性要多吃含鐵質、蛋白質的食物，如木耳、紅棗、烏骨雞等。

《內經》知多少——

原文：五臟之道，皆出於經隧，以行血氣。血氣不和，百病乃變化而生，是故守經隧焉。

釋義：五臟相互聯繫的道路都是經脈，透過經脈以運行血氣，人若血氣不和，就會變化而發生各種疾病，所以有病時，診療都要以經脈為依據。

第二章　日常小病別慌亂，《黃帝內經》送您千金方

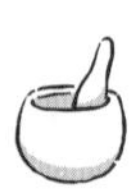

用好鮮薑，不再吃暈車的苦頭

許多人都有暈車的困擾，出門時精神抖擻，可是一坐上車就開始頭昏眼暈，坐也不是站也不是，更有甚者嘔吐不止。

中醫指出，暈車屬於眩暈的範疇。《黃帝內經》上說：「諸風掉眩，皆屬於肝」、「上氣不足，腦為之不滿，耳為之苦鳴，頭為之苦傾，目為之眩」。也就是說，眩暈多以內傷虛損為主，多因氣血虧虛，腎精不足，腦髓失養所致；或者在肝腎陰虛時，肝風內動亦可導致暈車。專家提醒有暈車史的人，在出門前不妨在肚臍貼片薑。

1. 出門坐車時，拿一塊做菜用的鮮薑放在手裡，在車上時不時地放到鼻子下聞一聞，或是把鮮薑片放到口罩裡，然後戴上口罩。

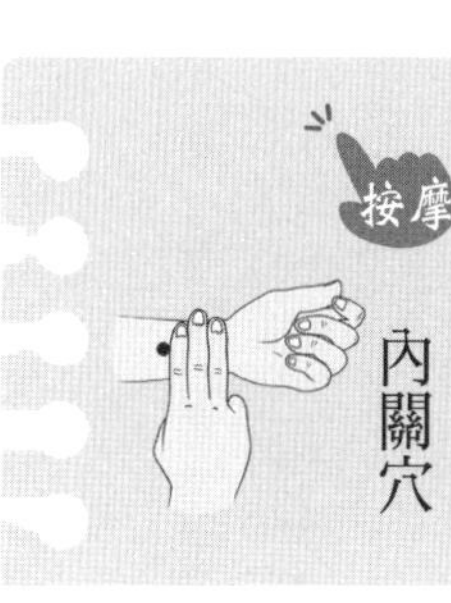

2. 切一片鮮薑片按男左女右的方法敷於內關穴的穴位上（手掌面腕部正中上約兩寸處），用膠布或手絹固定。

3. 切一片鮮薑，在臨上車時，貼在肚臍眼上，用透氣膠帶貼好固定，到達目的地，撕下扔掉即可。

需要注意的是，生薑性味辛溫，對於身體脾胃虛寒者預防效果最明顯，而對於那些平時經常被牙齦腫痛、口臭等上火症狀困擾的胃火較盛者，效果則不甚理想。

《內經》知多少——

原文：上氣不足，腦為之不滿，耳為之苦鳴，頭為之苦傾，目為之眩。中氣不足，溲便為之變，腸為之苦鳴。下氣不足，則乃為痿厥心悗。

釋義：凡是上焦氣不足的病證，就會使得腦髓不充，有空虛之感，耳鳴，頭部支撐無力而低垂，雙目暈眩；中焦氣不足，二便不調，腸中鳴響；下焦氣不足，兩足微弱無力而厥冷，心中窒悶。

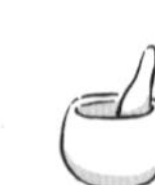

番茄和白蘿蔔，治癒口腔潰瘍的天賜解藥

夏季晝長夜短，氣溫升高，人們通常多會晚睡、熬夜，加上年輕人喜歡喝啤酒、吃燒烤等油膩食物，往往加劇上火症狀，於是口腔潰瘍就更容易爆發了。

在中醫裡，它屬於口瘡，《黃帝內經》中〈素問・至真要大論〉就有「火氣內發，上為口糜」的記錄。除了遺傳因素，口腔潰瘍還與消化系統疾病及功能紊亂，如腹脹、拉稀或糞便乾燥，體內雌激素量下降，精神緊張、情緒波動、睡眠狀況欠安等情況有關。

一般來說，吃東西上火引起的口腔潰瘍，可以用番茄來治療。番茄是蔬菜中含維生素和礦物質最多的，治療內熱上火效果特別好。不喜歡吃番茄的朋友，可以食用鮮藕蘿蔔飲，同樣對口腔潰瘍有很好的療效。

《內經》知多少——

原文：火氣內發，上為口糜、嘔逆、血溢、血泄，發而為瘧，惡寒鼓栗，寒極反熱，溢絡焦槁，渴引水漿，色變黃赤，少氣脈萎，化而為水，傳為胕腫，甚則入肺，咳而血泄。

釋義：火氣內生則上為口糜，嘔逆，吐血，便血，發為瘧疾，則惡寒鼓栗，寒極轉熱，咽喉部乾槁，渴而善飲，小便變為黃赤，少氣，脈萎弱，氣蒸熱化則為水病，傳變為浮腫，甚則邪氣入肺，咳嗽，便血。

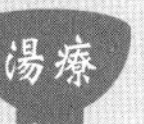

鮮藕蘿蔔飲

【材料】：白蘿蔔500克，鮮藕500克。

【作法】：將蘿蔔、鮮藕洗淨，切塊，放入果汁機打碎即可。

【功效】：含漱。每天數次，連用3日。蘿蔔可散瘀血，消積滯，除熱毒，適用於口舌生瘡，口腔潰瘍有灼痛，口臭，便秘等症。

湯療

番茄拌糖

【材料】：新鮮成熟的番茄，白糖，各適量。

【作法】：將番茄去皮，切成小塊，拌上白糖連吃兩次。

【功效】：番茄含有豐富的胡蘿蔔素、維生素C和B群，適宜於熱性病發熱、口腔潰瘍、口渴、食欲不振、習慣性牙齦出血者等食用。

【注意】：不宜吃未成熟的青色番茄；不宜空腹食用；急性腸炎、菌痢及潰瘍活動期病人不宜食用。

總是拉肚子，雞肉餛飩就是止瀉藥

輕微的腹瀉可以排除體內的濕氣和毒素，對人體是有好處的。例如吃了太多油膩的東西、或者飲食不乾淨，腹瀉就是身體正常的保護反應，這種的腹瀉多半自己會好，不用多管它。

然而，長期頻繁的腹瀉，就要注意了。長期腹瀉容易造成身體的虛損，反之，身體氣血消耗太大，胃氣也虛損，就很容易導致消化不良、腹瀉等毛病。

中醫認為，腹瀉屬「泄瀉」範疇，主要發病原因為感受外邪、飲食內傷、脾胃虛弱、濕熱蘊鬱，脾胃運化失常導致清濁不分，並走大腸而致。《難經》根據不同的表現特徵將泄瀉分為胃泄、脾泄、大腸泄、小腸泄和大瘕泄五種，《難經》裡的胃泄和脾泄都屬於我們今天常說的腹瀉。

如果是因為某些因素造成氣血運行不暢，進而導致脾胃失調所致，這種狀況下，單純的止瀉是沒有用的，我們必須先補氣血。不妨試試雞肉餛飩，因為《本草綱目》裡說，「黃雌雞肉五兩、白麵七兩，作民餛飩，下五味煮熟，空腹吃。每天一次，可以治人脾胃弱乏，人痿黃瘦」。不過，需要注意的是，小孩子腹瀉不能用這個方法，要多喝山藥粥。

《內經》知多少——

原文：泄凡有五，其名不同。有胃泄，有脾泄，有大腸泄，有小腸泄，有大瘕泄，名曰後重。胃泄者，飲食不化，色黃。脾泄者、腹脹滿，泄注，食即嘔吐逆。

釋義：泄瀉一般分五種，名稱各不同。有胃泄，有脾泄，有大腸泄，有小腸泄，有大瘕泄，又叫後重。胃泄的症狀是飲食不消化，大便顏色發黃。脾泄的症狀是腹部脹滿，泄如水注，進食則噁心嘔吐。

湯療

山藥粥

【材料】：山藥、小米，各適量。

【作法】：山藥洗淨切薄片，小米洗淨後加水適量，用旺火煮開，然後文火慢煮至成稀粥狀，分次給孩子餵食即可。

【功效】：可治脾胃素虛，消化不良，大便稀溏等。

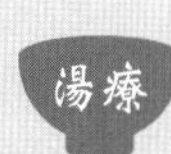

雞肉餛飩

【材料】：餛飩皮30張、雞胸肉200克，人參、紅棗、黃耆各少許，A調味料（蔥花3大匙、蒜末1匙、鹽巴少許）、B調味料（胡椒粉少許、太白粉1小匙、香油1小匙、油1小匙）。

【作法】：將雞肉A調味料投入料理機內，攪拌至有黏性，再將B調味料加入拌勻即為內餡。取適量內餡放至餛飩皮中間，餛飩皮周圍留邊抹上水，將封口捏緊即可。人參、紅棗、黃耆小火慢燉，然後用這個湯煮餛飩。吃餛飩，喝湯。

【功效】：補氣血，溫陽，調理脾胃。

【注意】：感冒期間不宜服用。

第八篇　未病先防，享受一輩子美好生活

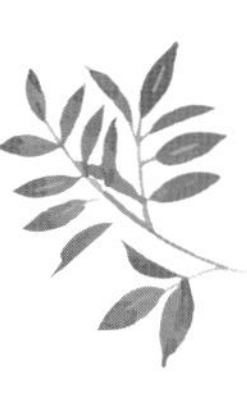

無論是高官顯貴，還是平民百姓，誰都會遇到煩心的事情，誰都有疲憊時，誰都不願與歲月一起枯老。所以，我們要向《黃帝內經》中的聖人們學習，「不治已病治未病」，遠離上火、疲勞、衰老和有毒的生活，好好保養自己，享受美好生活。

第一章 清火有訣竅，天天過不上火的日子

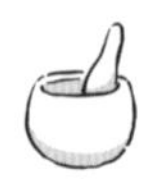

清火，首在辨虛實

嘴唇長小水泡，牙齒疼痛、出血，咽喉乾痛，身體感到燥熱，大便乾燥……幾乎每個人在生活中都會遇到。看似小病，卻總讓人寢食不安。事實上，人體裡如果沒有火，生命也就停止了，即所謂的生命之火。當然，火也應該保持在一定的範圍內，比如體溫應該在三十七度左右，如果火過亢，人就會不舒服，會出現很多紅、腫、熱、痛、煩等具體表現，即所謂的「邪火」。

邪火大部分是由內而生的，外界因素可以說是一種誘因。外感火熱最常見的就是中暑，通常都是在溫度過高、缺水、悶熱的環境下待的時間過長，然後體溫也會升高，這就是典型的外感火熱症。現代人壓力變大、經常熬夜、吃辛辣食物等，內生火的因素要大得多。可見，邪火還是由身體的陰陽失調引起的。

《黃帝內經》裡同樣有關於火的表現之描述，如「諸熱瞀瘛，皆屬於火」；「諸逆衝上，皆屬於火」；「諸躁狂越，皆屬於火」；「諸病胕腫，疼酸驚駭，皆屬於火」等等。雖然火在病理性有多重表現，但基本上分為「實火」和「虛火」兩大類。人體陰液不虛而感受實邪，所表現出的陽熱症狀為實火；人體陰津虧損而出現的一些陰虛陽亢的症狀為虛火。前者應使用苦寒清熱藥，後者則應用甘寒養陰藥，滋陰降火。兩者在治療原則和用藥方面是截然不同的。

那麼，我們該如何防治上火呢？首先是要分清楚屬於哪一種「火」，才可以對症施策。

1. 如果是實火，就要用清熱、降火的瀉法。當把火驅逐出身體之後，人體陰陽也就平衡了。可以多吃苦味食物，多吃利濕、涼血的食物，多吃甘甜爽口的新鮮水果和鮮嫩蔬菜。千萬不要吃辛辣食物，酒也盡量不要喝。

2. 陰虛火旺類應滋陰降火，滋陰為本，降火為標。提高睡眠品質、切忌日夜顛倒。飲食清淡也是非常必要的。高熱量食物會提供火氣，上火時不宜吃水分含量少的食物，如餅乾、花生等，而要以蔬菜、清湯等低熱量飲食為主。多做一些中低強度的運動，如散步、八段錦、太極拳等相對靜養的運動方式。

《內經》知多少——

原文：諸熱瞀瘛，皆屬於火；如喪神守，皆屬於火；諸逆沖上，皆屬於火；諸燥狂越，皆屬於火；諸病胕腫，疼酸驚駭，皆屬於火。故大要曰：謹守病機，各司其屬，有者求之，無者求之，盛者責之，虛者責之。

釋義：凡是熱病，神志昏亂，肢體抽搐，都屬於火。凡是口噤不開，寒戰叩齒，神志不安，都屬於火。凡是氣逆上衝，都屬於火。凡是躁動不安，發狂越常，都屬於火。凡是浮腫，疼痛痠楚，驚駭不寧，都屬於火。所以《大要》說：謹慎地掌握病機，分別觀察其所屬關係，有邪、無邪均必須加以推求，實證、虛證都要詳細研究。

滋陰去虛火，泥鰍是不二之選

現代人生活條件好，吃得好、穿得暖，按理說體質應該比較強壯。於是，很多人認為現代人上火一定是實火。殊不知，現代人生活壓力大，夜生活多，經常吹冷氣、喝冷飲，這反而造成人體內陽有餘而陰不足，陰陽失去平衡，體內寒濕較重，多表現為虛火。

為什麼寒重反而會引起「火」呢？因為當身體內的寒重，造成的直接後果就是傷腎，造成腎氣虛弱，各臟器功能下降，氣血兩虧。腎主水，這個水是灌溉全身的，當水不足時，就如同大地缺水一樣，土地會乾燥，表現在人體上就是火氣。

正如《黃帝內經》裡說：「今夫熱病者，皆傷寒之類也……人之傷於寒則為熱病。」寒為熱病之因，如果寒氣過重，身體內表現出來的都是熱證、熱病。由此可見，體內寒濕重，上了虛火，就要想辦法滋陰除濕寒，泥鰍就是不錯的選擇。

《本草綱目》記載，泥鰍味甘性平，能祛濕解毒、滋陰清熱、調中益氣、通絡、補益腎氣，可以解酒、利小便、壯陽、收痔。經常食用泥鰍，可以將身體內的虛火降低。

《內經》知多少——

原文：黃帝問曰：今夫熱病者，皆傷寒之類也。人之傷於寒也，則為病熱，熱雖甚不死，其兩感於寒而病者，必不免於死。

釋義：黃帝問：現在所說的外感發熱的疾病，都屬於傷寒一類。人感受寒邪以後，就要發熱，發熱雖重，一般不會死亡；如果陰陽二經表裡同時感受寒邪而發病，就難免於死亡了。

湯療

泥鰍燉豆腐

【材料】：泥鰍（去內臟）100克，豆腐100克，作料少許。

【作法】：將豆腐切成丁，放入沸水鍋中，熄火浸3分鐘備用。泥鰍用沸水洗淨，放入油鍋略炒後加水，滾燒後放入豆腐，加蓋繼續燒5分鐘即成。

【功效】：健脾益氣，消暑去火，延年益壽。

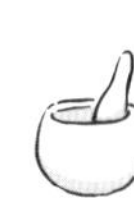

荷葉入藥，盛夏清熱去火好幫手

夏季，烈日炎炎，酷熱難耐，人們經常會感到口苦、口渴、目赤、頭暈，有時甚至出現咽喉灼痛等上火的現象。

《黃帝內經》指出：南方應夏而生熱，熱盛則生火，火能生苦味，苦味入心，滋養心臟，心能生血，心氣透過血以滋養脾臟。換而言之，盛夏暑熱很容易讓人上火，而此時，用一些合適的苦味食物可以很好地清熱去火。那麼，什麼食物最合適呢？

荷葉這種可供觀賞的本草既入詩畫，也是一味良藥。《本草綱目》記載：「牙齒疼痛，用荷葉蒂七個，加濃醋一碗，煎成半碗，去渣，熬成膏，時時擦牙，有效。」講的就是荷葉清熱去火的功效。

中醫認為，荷葉味苦，性平，歸肝、脾、胃經，有清熱解暑、生發清陽、涼血止血的功用，鮮品、乾品均可入藥，常用於治療暑熱煩渴、暑濕泄瀉、脾虛泄瀉以及血熱引起的各種出血症。而荷葉的去火功能讓它成為當之無愧的養心佳品。

荷葉入饌可製作出時令佳餚，如取鮮嫩碧綠的荷葉，用開水略燙後，用來包雞、包肉，蒸後食用，清香可口，可增食欲，荷葉也常用來製作夏季解暑飲料。

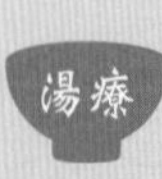

荷葉粥

【材料】：新鮮荷葉一張，大米或綠豆適量，冰糖少許。

【作法】：將新鮮荷葉洗淨煎湯，再用荷葉湯與大米或綠豆共同煮成稀粥，最後加少許冰糖。

【功效】：荷葉粥碧綠馨香，清爽可口，解暑生津。對暑熱、頭昏腦漲、胸悶煩渴、小便短赤等症有效。

此外，荷葉還具有降血壓、降血脂、減肥的功效。高血壓、高血脂、肥胖症患者，除了經常喝點荷葉粥外，還可以每日單用荷葉9克或鮮荷葉30克左右，煎湯代茶飲，如果再放點山楂、決明子同飲，則有很好的減肥、降脂、降壓之效。

《內經》知多少——

原文：南方生熱，熱生火，火生苦，苦生心，心生血，血生脾。其性為暑。

釋義：南方應夏而生熱，熱盛則生火，火能生苦味，苦味入心，滋養心臟，心能生血，心氣透過血以滋養脾臟。其性為暑熱。

春天火氣大，要注意飲食、多喝水

你是否有這樣的經驗，貪吃炒瓜子時，當時沒什麼不舒服的感覺，可到了第二天或第三天，便開始喉嚨難受、上火。其實，疾病之所以狡猾，正是因為後果並不會馬上兌現，而要經過一個漫長又不定時的過程。正如《黃帝內經》所說「冬傷於寒，春必病溫」，即冬天受了寒，有時候會等到春天才能發病，許多人春天上火往往亦是這個道理。

冬季，人體蓄積了一個冬天的陽氣，隨著春暖花開，就漸漸轉為向上向外發散。若藏陽氣過多，就會轉化成熱邪外攻；如果遇到陽氣驟升，內外兩陽碰撞，易引起內熱而生肝火；繼而出現咽喉乾燥疼痛、眼睛紅赤乾澀、鼻腔熱烘火辣、嘴唇乾裂、食欲不振、大便乾燥、小便發黃等症狀。另外，由於春天氣溫逐漸變暖，氣候乾燥，風多雨少，時冷時熱，人們的飲食和穿衣，還不能完全適應變化，加上工作緊張，也常會感覺有些上火的現象。

那麼，怎麼做才能防止春天上火，為自己的身體清火排毒呢？

1. **改變飲食習慣**：以天然食物取代加工食品，新鮮水果是強力淨化的食物，鳳梨、木瓜、奇異果、梨子都是不錯的選擇。平時忌吃辛辣食物，多吃富含纖維的食物，比如糙米、蔬菜、水果等，都能增加腸道蠕動，減少便秘的發生。

2. **多喝水**：不要以為每天喝八杯水是一件苦差事，其實也可以喝果汁、湯水之類，促進體內致熱物質從尿液、汗水排泄，進而清熱降火。但是，不能全喝這些飲料而不喝水，也千萬別等到口渴才去喝水，在工作的間隙，喝杯水休息一下，提提神，也有助於提升工作效率。

《內經》知多少——

原文：冬傷於寒，春必溫病，春傷於風，夏生飧泄，夏傷於暑，秋必痎瘧；秋傷於濕，冬生咳嗽。

釋義：冬季受了寒氣的傷害，春天就容易發生溫病；春天受了風氣的傷害，夏季就容易發生飧泄（大便泄瀉清稀，並有不消化的食物殘渣）；夏季受了暑氣的傷害，秋天就容易發生瘧疾；秋季受了濕氣的傷害，冬天就容易發生咳嗽。

第二章　學會「解放」自己，擺脫身心俱疲的生活

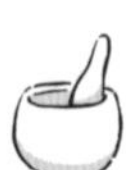

陽氣提早耗盡，人就會過勞死

「過勞死」，最簡單的解釋就是超過勞動強度而致死，是指在非生理的勞動過程中，勞動者的正常工作規律和生活規律遭到破壞，體內疲勞瘀積並向過勞狀態轉移，使血壓升高、動脈硬化加劇，進而出現致命的狀態。

事實上，這只不過是表面現象，《黃帝內經》認為，過勞死的根本原因就是陽氣提前消耗完了。按中醫的道理來說，疲勞的真正原因是陽氣虧損，長期陽氣虧損，就意味著根基不固，會導致體質虛弱，全身血脈運行不暢，臟腑功能削弱，免疫力下降，對外界的適應能力減弱，各種致病因素緩慢積累，必然引起體質變差。

俗話說：「冰凍三尺非一日之寒」，過勞死不是突然之間就出現的現象，

如果注意觀察和警惕，還是可以及時採取措施，防止過勞死的。

1. 過勞死往往猝不及防

生活中，有些事情我們很難預料，可能中午吃飯的時候還談笑風生的一個人，幾小時以後就突然失去了生命。所以，我們對「過勞」不能不重視。

2. 身強力壯、經常鍛鍊、營養良好，都擋不住過勞死

不少的專家、學者在他們的講座及著作中讓人們警惕疲勞，告誡人們要經常鍛鍊，增強體質，加強營養，以便經得起疲勞的折磨。然而，身體對於疲勞的承受能力是有極限的，超越了極限，再強壯的身體，也抵抗不了死亡的威脅。預防過勞死的根本之道在於從源頭上減負，不要在疲勞極限之下工作、學習、生活。

3. 腦力疲勞對人的傷害比體力疲勞更大

人的大腦在思維、記憶、創作、想像的過程中，高速運轉，緊張工作，其對氧氣和多種營養物質的消耗是非常可觀的。與體力疲勞不同的是，腦力疲勞不易察覺，也不容易控制。疲不疲勞只有自己知道，很多人常常不在乎腦疲勞發出的信號，而把那些信號當成暫時的、偶然的不適。其實，因為超負荷用腦而導致的腦缺氧、缺血，已經使不少人瀕臨死亡邊緣。

總之，我們要及時從自己的身體收取疲勞的信號，並且加以重視，及時調整自己的生活方式，讓過勞死遠離自己。

《內經》知多少——

原文：春秋冬夏四時陰陽，生病起於過用，此為常也。勞則喘息汗出，外內皆越，故氣耗矣。

釋義：春、夏、秋、冬四季陰陽的變化都有其常度，人在這些變化中所發生疾病，就是因為對身體的勞用過度所致，這是通常的道理。勞役過度則氣動喘息，汗出過多，喘則內氣越，汗出過多則外氣越，內外之氣皆泄越，所以說是氣耗。

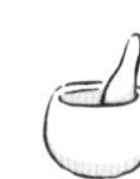

一碗十全大補湯，慢性疲勞自然消

我們經常聽到朋友抱怨，覺得感到渾身沒力氣，打不起精神，也不像以前那麼有幹勁，注意力總是集中不起來，每天上班、下班，兩點一線，就一個感覺——「累」，想出去旅遊散散心又覺得沒時間，還要花錢，覺得生活沒有一點意思……

實際上，這種狀態就是亞健康狀態的一種表現，即慢性疲勞症候群。疲勞雖然不像暴風驟雨般的大病那樣猛烈，但對人體的危害還是很大的，涉及了五臟六腑。其中，這些危害主要以脾、肝、腎為主，尤其是對脾。正如《素問遺篇・本病論》載道：「人飲食勞倦即傷脾。」《素問》還說：「肝虛、腎虛、脾虛，皆令人體重煩冤。」「有所勞倦，形氣衰少。」均將「疲勞」作為致病因素之一。

疲勞是一種信號，它提醒你身體已經超過正常負荷，應該進行調整和休息。如果你認為自己還可以撐下去，還是不斷為生活拚搏，那麼當你發現自己疲勞不堪時，再想透過休息來恢復精力就已經不太可能了，必須借助外力才行。

當患上慢性疲勞症之後，得先找出病源，長時間休養可取得最佳療效，適度運動也對病情有幫助，運動可舒緩壓力和減輕疲勞，因為運動可以活動筋骨，使平時較少活動的肌肉得以鬆弛，對於消除局部疲勞也有效用。

金元四大醫家之一的朱丹溪，為我們推薦一個緩解慢性疲勞的有效方法，那就是十全大補湯。

《內經》知多少——

中醫學描述疲勞多用疲乏、倦怠、痠軟困重等術語表述，早在《黃帝內經》就有論述。《黃帝內經》中，疲勞多稱為「倦」、「摔」、「解墮」、「解儕」、「困薄」、「身重」、「體重」等。

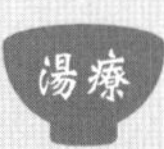

十全大補湯

【材料】：人參10克，白朮15克，茯苓12克，當歸10克，熟地12克，川芎10克，炒白芍10克，炙甘草5克，黃耆15克，肉桂9克，生薑3片，紅棗5枚。

【作法】：水煎服。

【功效】：此方是補益氣血的著名方劑，可以溫補氣血，主治諸虛不足，五勞七傷，久病虛損等症；對於因為過度勞累而導致的疑難疾患，都有很好的療效。

但要提醒大家的是，食用中西藥都應遵循醫囑。如果服用此藥之後，感覺不舒服，那就要立即停服。如果服用此藥後，身體的病症消失，那也應該可以停止服用，改為飲食或運動療法來調理，這樣對身體的康復會更有幫助。

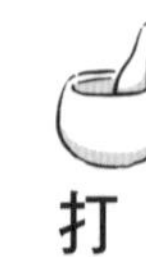

打哈欠、伸懶腰，有效緩解疲勞？

很多久坐不動的人，特別是辦公室一族，都有這樣的體會：坐累了，腰疼背不舒服時，就會不自覺地打個哈欠、伸伸懶腰，然後便會感覺疲勞緩解了許多。

打哈欠是一種症狀和生理本能的反應，是生理進行自我調節的一種自然的反應和現象。在《黃帝內經》裡有這樣的描述：「衛氣晝日行於陽，夜半行於陰，陰者主夜，夜者臥；陽者主上，陰者主下；故陰氣積於下，陽氣未盡，陽引而上，陰引而下，陰陽相引，故數欠。」這段對話的大意是：人體的衛氣白天行於陽分，夜間行於陰分，陰者主夜，主靜，入夜則多睡眠；陽氣主升發而向上，陰氣主沉降而向下，所以陰氣聚集於下，陽氣開始行於陰分時，那麼陽氣就會吸引陰氣向上，而陰氣則吸引陽氣向下；由於陰陽二氣上下不斷地相互吸引，所以就會使人哈欠連連。由此可見，打哈欠是人體陰陽二氣相吸、相引、相爭時，所表現出來的一種現象。

《黃帝內經》還說「腎主欠」，即打哈欠與腎有關係，腎氣衰憊就會出現哈欠頻作。足見，打哈欠可以有效調節和促進衛氣在身體裡的運行，讓人在極短時間內提振精神。

中醫認為，我們長時間伏案工作，會造成臟腑不舒，胃氣不降，於是三焦氣機不順，人就開始疲勞了。而當我們伸懶腰，兩臂上舉時，胸腔得到了擴張，心、肺、胃等臟腑都能得到舒展，使三焦氣機得到舒張，全身氣血便通暢起來，進而讓人體的氣機充足，加快各個臟腑的運化，自然也就減輕身體的疲勞。

打哈欠一定要和伸懶腰結合起來，伸懶腰是哈欠的導引，讓身體氣血更流通，可以幫助補腎氣、疏理肝氣、擴展胃氣、通肺氣，對五臟都有好處。

所以，當你下次再感覺疲憊又沒辦法長時間休息時，那就趕快打個哈欠、伸個懶腰吧！

《內經》知多少——

原文：五臟氣，心主噫，肺主咳，肝主語，脾主吞，腎主欠。

釋義：五臟之氣失調，各有所主的病證：心氣不舒，發生噯氣；肺氣不利，則發生咳嗽；肝氣鬱結，則表現多語；脾氣不和，發生吞酸；腎氣衰憊，出現哈欠頻作。

第三章　找到不衰老的活法，讓您越活越年輕

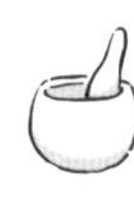

「五果」，幫你把青春留住

俗話說：「蘿蔔青菜，各有所愛。」但是不愛吃水果的女人卻是少之又少。顏色繽紛的水果不僅味道鮮美，而且營養豐富。

《黃帝內經》就說「五果為助」，水果可以幫助我們補充人體所需的營養成分，例如蘋果作為「水果之王」，具有抗自由基的功能，可有效預防衰老。香蕉具有美容通便的功效，將其打碎後加入蜂蜜和優酪乳，然後攪拌均勻後塗抹到面部，10～15分鐘後用清水洗淨，會使皮膚變得非常滋潤。奇異果，經常食用可防止老年斑形成，延緩人體衰老，清熱除煩止渴，還可以對癌症產生一定的預防作用。此外，還有柚子、梨子、火龍果、山楂、龍眼、枇杷等等，都是抗衰美顏的絕佳之選。

此外，我們要根據屬性，選擇適合自己的水果。依照中醫陰陽理論，人的體質和水果的屬性多少都有一定的偏頗。偏寒體質的人，體內產熱量較少，常手足較涼，臉色比一般人蒼白，喜歡喝熱飲，很少口渴，即使炎炎夏日，進入有空調的房間也會覺得不適，需要喝杯熱茶或加件外套才會舒服。相反地，偏熱體質的人，產熱能量較多，臉色紅赤，容易口渴舌燥，喜歡喝冷飲，夏天進入空調房間會倍感舒適。體質偏熱的人要多吃寒涼性的水果，偏寒體質的人則應多吃溫熱性的水果。

1. 寒涼型水果

體質虛寒的人對寒涼型水果應慎用。寒涼類水果包括：柑、橘、香蕉、雪梨、柿子、火龍果、西瓜等。

2. 溫熱型水果

溫熱型水果指的是熱量密度高、糖分高的水果。吃下去後，肝臟的葡萄糖磷酸化反應加速、肝糖合成增加、胰島素與升糖激素比例上升、脂肪酸合成提高、三酸甘油酯合成提高。肝臟充滿了待送出的油脂和糖，就容易上火，身體能量增加，就比較「熱」。溫熱類水果有：棗、桃、杏、龍眼、荔枝、櫻桃、石榴、榴槤等。體質燥熱的人吃這類水果應適量。

3. 甘平型水果

甘平型水果有：葡萄、木瓜、橄欖、李子、青梅、枇杷、山楂、蘋果等。這類水果適宜於各種體質的人。

此外，水果雖好，但吃太多身體也會受不了。例如，蘋果吃過量會傷脾胃；杏過量食用會上火，誘發暗瘡；瓜類由於水分多，吃多了會沖淡胃液，引起消化不良、腹痛、腹瀉；龍眼吃多了都容易上火、燥熱。所以，吃水果不僅要重質，還要適量。

《內經》知多少——

原文：五果為助，五菜為充。

釋義：水果幫助五穀以營養人體，蔬菜用以充養臟腑。

第九篇　掘出《內經》小智慧，修得健康無量佛

《黃帝內經》的很多小方法看似平常，甚至微不足道，可一旦經過千萬般的比較、嘗試，你便會發現，它們原來意義重大。只要你花點時間，走近它，了解它，便會發現，每一個小智慧都與我們的健康形影相隨。

望聞問切，時刻聽懂身體的訴說

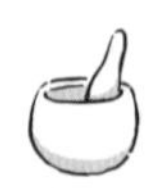

身體好不好，看看臉色就知道

在中國，自古就有「望面色，審苗竅」之說，即從面相可辨疾病。這種面部的望診在中醫的診法占有重要的地位。《黃帝內經》作為中醫的老祖宗，總結了古代醫家的大量實踐經驗，對面診進行了系統地論述，不僅為中醫望診奠定了堅實的基礎，千百年來還有效指導著中醫臨床。正如《靈樞・本臟篇》所說：「視其外應，以知其內藏，則知所病矣。」《靈樞・五色篇》說道：「以五色命藏，青為肝，赤為心，白為肺，黃為脾，黑為腎。」按此理論，面色分為青、赤、黃、白、黑五種，青色主肝、赤色主心、白色主肺、黃色主脾胃、黑色主腎。當面色異常時，表示其所代表的器官可能出現問題，也就是傳說中的「五色診」。

所以，當你的臉色出現異常，千萬不要掉以輕心，因為這往往是疾病襲來前的警報，疾病還應早期診斷，及早治療。

《內經》知多少——

原文：肝熱病者，左頰先赤；心熱病者，顏先赤；脾熱病者，鼻先赤；肺熱病者，右頰先赤；腎熱病，頤先赤。病雖未發，見赤色者刺之，名曰治未病。

釋義：肝臟發生熱病，左頰部先見赤色；心臟發生熱病，額部先見赤色；脾臟發生熱病，鼻部先見赤色；肺臟發生熱病，右頰部先見赤色，腎臟發生熱病，頤部先見赤色。病雖然還沒有發作，但面部已有赤色出現，就應予以刺治，這叫做「治未病」。

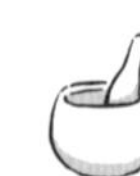

眉目不僅能傳情，還是透視疾病的窗口

我們常說「眉目可以傳情」，其實，在中醫診病方面，眉目同樣可以為我們傳達臟腑的情況。因為眼睛有眾多的經脈與之相連，所以能反映五臟六腑的變化。《黃帝內經》中亦有不少論述，如「十二經脈，三百六十五絡，其血氣皆上於面而走空竅，其精陽氣上走於目而為睛」、「目者，宗脈之所聚也」等等。

人體集中於眼及周圍的經絡有大腸經、心經、三焦經以及任脈、陰陽蹺脈及陽維脈；起於眼部的經絡有胃經、膀胱經和膽經；途經眼部的經絡有心經、肝經；止於眼部的經絡有大腸經、三焦經、小腸經。總之，奇經八脈中有四條經脈都與眼睛有關。

現代研究也發現，眼睛幾乎可以預報全身的疾病。例如，肝炎、肝癌、肝硬化患者視力都有不同程度的下降；眼結膜充血是痲疹、狂犬病早期的重要徵兆；動脈硬化尤其是腦動脈硬化、腎炎、糖尿病、高血壓、妊娠中毒症患者的眼底血管都有改變；癌腫塊轉移時，視力會有所下降；腦中風患者的瞳孔會有所變化；癲癇病人抽搐時瞳孔散大；梅尼爾氏症病人眩暈時出現眼球震顫；耳源性眩暈患者的眼球也會震顫。

眼睛及周圍的顏色也可以告訴你身體哪個部位已經發生病變：失眠病人的眼眶會發黑；慢性肝內膽汁瘀積病人的眼眶下會出現黃瘤；缺鐵性貧血病人會有白睛藍斑。

另外，不只是眼睛，眉毛同樣能為我們傳達身體的健康狀況，能夠反映五臟六腑的盛衰。《黃帝內經》裡說，眉與腎對應，為「腎之外候」，眉毛濃密，則說明腎氣充沛、身強力壯；眉毛稀淡惡少，則說明腎氣虛虧、體弱多病。同時，眉毛長粗、濃密、潤澤，反映了足太陽經血氣旺盛；眉毛稀短、細淡、脫落，則是足太陽經血氣不足的象徵。

我們經常會看到一些老年人的眉毛非常稀疏甚至幾乎沒有，這就是氣血不足、腎氣虛弱的表現，也有的老人眉毛比較濃密，這樣的老人一般身體比較硬朗。如果年輕人眉毛過早脫落，就說明氣血早衰，是很多病症的反應，其中最嚴重的要數麻瘋病了，麻瘋病的先兆就是眉毛脫落，開始是雙眉呈對稱型稀疏，最後全部脫落。

總之，每次照鏡子時，細心一點，千萬不要忘記看看眼睛和眉毛傳達給你的訊息喔！

《內經》知多少——

原文：目者，宗脈之所聚也，上液之道也。察其目者，五臟使五色循明。

釋義：眼睛是諸多經脈彙聚的地方，五臟六腑的經氣上注於目，也是經氣由上而外瀉的通道，只有五臟六腑的精氣上注於目，才能使眼睛炯炯有神、色澤明朗。

切診身體，為全家健康把脈

把脈就是中醫裡的「切診」，也是中醫「望、聞、問、切」四種診病方法中，非常重要，而且具有特色的一種。

《黃帝內經・素問・脈要精微論篇第十七》有非常詳盡的論述，如「診法常以平旦」、「切脈動靜而視精明」、「脈其四時動奈何」等等。《難經》中還指出，透過診脈可以知道患者的生死癒後等情況。因為人發生疾病時，脈象會發生相應的變化和反映，分為浮、沉、遲、數等多種脈象。

傳統中醫認為，人呼氣一次，脈搏會跳動兩次，吸氣一次，脈搏同樣跳動兩次，一呼一吸為一息，一息之間脈搏跳動四五次為正常。如果病人一呼一吸脈搏各跳動三次，而且脈象很急，尺部皮膚發熱，則是陽熱亢盛；如果尺部皮膚不熱，而脈象出現滑象，則往往是因為受到風邪而感染疾病。如果病人一呼一吸之間脈搏只跳動一次，則是陽氣衰退的表現；如果一呼一吸脈搏跳動八次之多甚至更多，就是精氣衰敗的表現，稱為「死脈」，出現死脈多為正虛邪實已經到了極點，人也就到了病入膏肓的程度。

醫生在診脈時，不僅要計算病人一呼一吸時的脈搏跳動次數，也要注意脈搏跳動的間隔，這也是判斷健康與否的關鍵。如果脈搏跳動五十次而沒有間斷，表示身體健康；脈搏跳動四十次出現一次間斷，是身體內有一處內臟出現了精氣衰敗的現象；脈搏跳動三十次有一次間斷，是兩處臟器精氣衰敗的表現；如果脈搏跳動二十次就出現一次間斷，表明有四處內臟精氣衰敗；如果脈搏跳動十次就出現一次間斷，則說明五臟精氣都已經衰敗。如果脈象忽快忽慢，或忽跳忽止，則表明身體已經陰陽混亂，命在旦夕了。

這裡為大家介紹一些脈診的基本常識及注意事項：

1. 脈診的位置

醫生用中指按在橈骨莖突內側關脈部位，接著用食指按關前的寸脈部位，無名指按關後的尺脈部位。三指應呈弓形，指頭平齊，用指腹按壓脈搏。醫生用左手按病人右手，用右手按病人左手。

2. 脈診的姿勢

病人宜正坐或仰臥，手臂與心臟保持同一水準，直腕，手心向上，並在腕關節下面墊上布枕（即脈枕）。病人在接受診脈前，應休息片刻，調勻呼吸，安定情緒，放鬆身心，使氣血運行不受任何干擾。

3. 脈診的時間

以清晨（平旦）為最佳，此時病人體內外環境較穩定，氣血運行情況較少受到干擾，容易鑒別脈象異常變化。

4. 指力輕重

診脈可分為舉、尋、按。舉，又稱浮取、輕取，即用較輕指力按觸在寸口脈皮膚上，適於診取浮脈類脈象。尋，又稱中取，指力適中，不輕不重，適於診取緩脈等。按，又稱沉取、重取，即用重力按至筋骨間，適於診取沉脈類脈象。

5. 總按與單按

脈診部位取準後，三指可用同樣力量按切脈搏，以了解寸關尺三部總體脈象變化，這種方法稱為總按。也可用一指按切某一部脈，重點體察該部脈象的變化，這種方法稱為單按。單按診寸脈時則微微提起中指與無名指，診尺脈時則微微提起食指與中指。臨床上，總按和單按常配合使用。

《內經》知多少——

關於脈診，《難經》對黃帝內經做了系統補充和論述，具體如下。

原文：曰：經言病或有死，或有不治自癒，或連年月不已，其死生存亡，可切脈而知之耶？然：可盡知也。

釋義：問：醫經上說，人患病後有的迅速死亡、有的不治自癒、有的連年累月遷延不癒，患者的生死癒後可以透過診脈來判斷嗎？答：完全可以透過診脈的方法測知。

口中有異味，多是臟腑在呻吟

現代人生活壓力大，飲食沒有規律，導致口中異味的人不在少數，有些人認為口中異味只是個人衛生的問題，也有些人認為是內分泌失調，至於真正的原因，卻很少有人能夠說得清楚。

在中醫看來，口內的津液與心、肝、脾、肺、腎等臟器是相通的，口中異味往往是內部臟腑出了問題，包括感受外邪等，便會透過嘴巴裡的異味反映出來。

1. 口苦

口中發苦多為熱證，是火熱之邪內侵的表現，尤其是肝膽火旺、膽氣上逆。《黃帝內經・素問・痿論》中說「肝氣熱，則膽泄口苦筋膜乾。」《靈樞・四時氣篇》中也說：「膽液泄，則口苦。」熱證患者除口苦外，還會有口乾舌燥、苔黃、喜冷飲、尿少色深、大便乾燥等症狀。此時，可選用黃連上清丸或牛黃上清丸等清火藥物，但身體虛弱者應慎用。

2. 口甜

口中經常發甜的人則是脾胃有問題，多為脾胃濕熱、熱蒸上溢的外兆；少數為脾虛，虛火迫脾津上溢，久了會發展為糖尿病。這類人宜補脾益氣、養陰生津，可以請教專業中醫抓些中藥進行調理。

3. 口臭

口臭是由胃火引起。胃腑積熱、胃腸功能紊亂、消化不良、胃腸出血、便秘等引起口氣上攻及風火或濕熱，口臭也就發生了。

我們知道火分虛實，口臭多為實火，由胃熱引起。胃熱引起的口臭，舌質一般是紅的，舌苔發黃，這時只要喝用蘿蔔煮的水，消食化瘀，口臭很快就能消除。胃熱引起的口臭多是偶爾發生，如果是經常胃熱、消化不良的人，治療時最好的辦法就是敲胃經，一直敲到小便的顏色恢復淡黃清澈為止。但是，隨著人們生活方式的改變，由胃熱引起的口臭已經很少，最常見的口臭還是胃寒的原因，這類人多是舌苔普遍發白，口臭反覆發作時有時無，對於這類由胃寒引起的口臭，平時就要多喝生薑水。如果怕麻煩，也可以將薑切成薄片，取一片含在嘴裡。

4. 口酸

口中發酸，其病根在於肝胃不和、肝胃鬱熱，致使肝液上溢、胃酸過多。如果只是偶爾感到口酸，多是吃了不容易消化的食物或飲食過量，不用擔心。

如果經常口酸，並且伴有舌苔厚膩、打嗝時有腐臭味等症狀，多是脾胃虛弱，可以服用一些山楂丸。如果病人的口酸與胃酸上泛有關，同時還有舌頭發紅、脅肋疼痛等症狀，多半是肝胃不和，這時就要以瀉火、和胃為主。

5. 口淡無味

有的人經常會覺得口中淡而無味，食欲不振，這多是脾胃的問題。如果伴有胃部脹滿、大便稀薄、脈細等症狀，則多半是脾胃虛弱，治療上應以健脾、和胃為主。如果伴有疲乏無力、大便稀軟、舌苔厚膩等症狀，並且不喜歡喝水，則多半是脾胃有濕，治療應以燥濕、和胃為主。

《內經》知多少——

原文：邪在膽，逆在胃，膽液泄，則口苦，胃氣逆，則嘔苦，故曰嘔膽。

釋義：胃氣上逆，膽汁逆流入胃，膽中的汁液外泄，所以口苦，胃氣上逆所以嘔吐苦水，這叫做嘔膽。

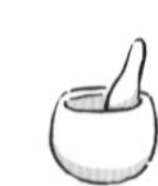

養成好習慣，不「以妄為常」

現代人生病的一個重要原因就是生活沒有規律，該做什麼的時候不做什麼，生活隨心所欲，晝夜顛倒。這完全違背了「法於陰陽，和於術數，食飲有節，起居有常」的養生原則，自然使得疾患有機可乘。

所以，我們一定要謹記《黃帝內經》的養生勸誡，不要「以妄為常」，一定要掌控自己的生活，而不是讓生活掌控自己，平時就要注意培養良好的生活習慣。什麼是健康的生活習慣呢？其實很簡單，就是在日常生活中處處按照「法於陰陽，和於術數」的養生原則來實行。

1. 飲食方面

飲食要有規律，有節制，一日三餐合理分配，切忌饑一頓飽一頓、暴飲暴食；飲食要合理，保證營養的全面和均衡，以多吃果蔬、少吃肉類為主，切忌挑食、偏食；注意烹調合理，多以蒸、煮、炒等烹調方式為主，避免煎、炸、烤、涮等烹調方式。

2. 運動方面

根據自己的身體情況選擇適合的運動，並且長期堅持下來，不要三天打魚兩天曬網，那樣是達不到健身效果的。運動要適度，過量運動對健康無益。運動的時間也要把握好，最好的鍛鍊時間應該是在傍晚時分。

3. 睡眠方面

根據人體生理時鐘的規律，該睡覺的時候一定要睡覺，切忌熬夜。睡覺前最好用熱水泡腳，心情放鬆下來比較容易入睡。睡時關燈、閉口、避風，不要蒙頭睡覺，姿勢以右側臥為佳。

4. 勞動方面

勞動包括體力和腦力兩種，合理的勞動對健康也是有一定好處的，但一定要適度，過度勞累會對機體帶來損傷。

5. 心態方面

大多數長壽的人都把心態平和作為養生的祕訣。因此，在日常生活中我們一定要知足常樂、淡泊明志，始終保持平和、快樂的心態。勤動腦但不動心，才是最利於養生的。

這五個方面是我們在日常生活都會涉及到的，所以養生說到底就是養成這些良好的生活習慣，並持續堅持，就能無病活到天年。

《內經》知多少——

《黃帝內經》中的養生理論一直強調「道」的概念，如「其知道者，法於陰陽，和於術數。」所謂「道」，我們可以簡單理解成是自然變化的規律，但規律不以人的意志為轉移。上古那些終享天年的人，之所以能夠長壽，一方面是他們知「道」，另一方面是他們能夠按照「道」去實行。

國家圖書館出版品預行編目資料

黃帝內經家庭調理祕笈 / 晶冠編輯部編著. ——初版——[新北市] ：晶冠出版有限公司，2022.04
面；公分．——（養生館；51）
ISBN 978-626-95426-3-5（平裝）

1.CST: 內經　2.CST: 中醫理論　3.CST: 養生

413.11　　111003660

養生館 51

黃帝內經家庭調理祕笈

作　　者　晶冠編輯部／編著
文字整理　北京華夏書網圖書發行有限公司
插　　圖　胃酸工作室、ACworks株式會社
行政總編　方柏霖
副總編輯　林美玲
校　　對　謝函芳
封面設計　ivy_design
出版發行　晶冠出版有限公司
電　　話　02-7731-5558
傳　　真　02-2245-1479
E-mail　ace.reading@gmail.com
部 落 格　http://acereading.pixnet.net/blog
總 代 理　旭昇圖書有限公司
電　　話　02-2245-1480（代表號）
傳　　真　02-2245-1479
郵政劃撥　12935041 旭昇圖書有限公司
地　　址　新北市中和區中山路二段352號2樓
E-mail　s1686688@ms31.hinet.net
印　　製　福霖印刷有限公司
定　　價　新台幣420元
出版日期　2022年05月 初版一刷
ISBN-13　978-626-95426-3-5

旭昇悅讀網 http://ubooks.tw/